口の中から甦れ！

医療法人社団 光歯会
森歯科クリニック院長
森 昭

はじめに

「お口を閉じましょう」は上の句だけを伝える誤ったメッセージだった！

「ポカンと口開けてるんじゃない」

「お口を閉じなさい」

子供の頃から、周囲の大人に声掛けられて育った人は多いのではないでしょうか？口を真一文字に閉じる姿は凛々しく、理性を感じます。

歯科医師からも
・お口の乾燥のもとになる
・虫歯になりやすい
・歯周病になりやすい
・風邪をひきやすい
・アレルギーになりやすい

・出歯になる
と口を閉じることの重要性をお聴きになった方も多いでしょう。

しかし、「お口を閉じましょう」を信じて実践してきた真面目なあなたは将来大変苦労することになる。

と聞くと驚かれるのではないでしょうか。

２０００年にＷＨＯ（世界保健機構）が健康寿命を提唱して以来、寿命を延ばすだけではなく、いかに健康に生活できる期間を延ばすかに関心が高まっています。健康寿命が「健康上の問題で日常生活が制限されることなく生活できる期間」と定義されているため、平均寿命と健康寿命の差は、日常生活において制限のある「健康でない期間」を意味します。

「厚生労働省の簡易生命表」によると、平成13年と比べ、平成28年は、男女とも平均寿命、健康寿命と

平均寿命と健康寿命の推移

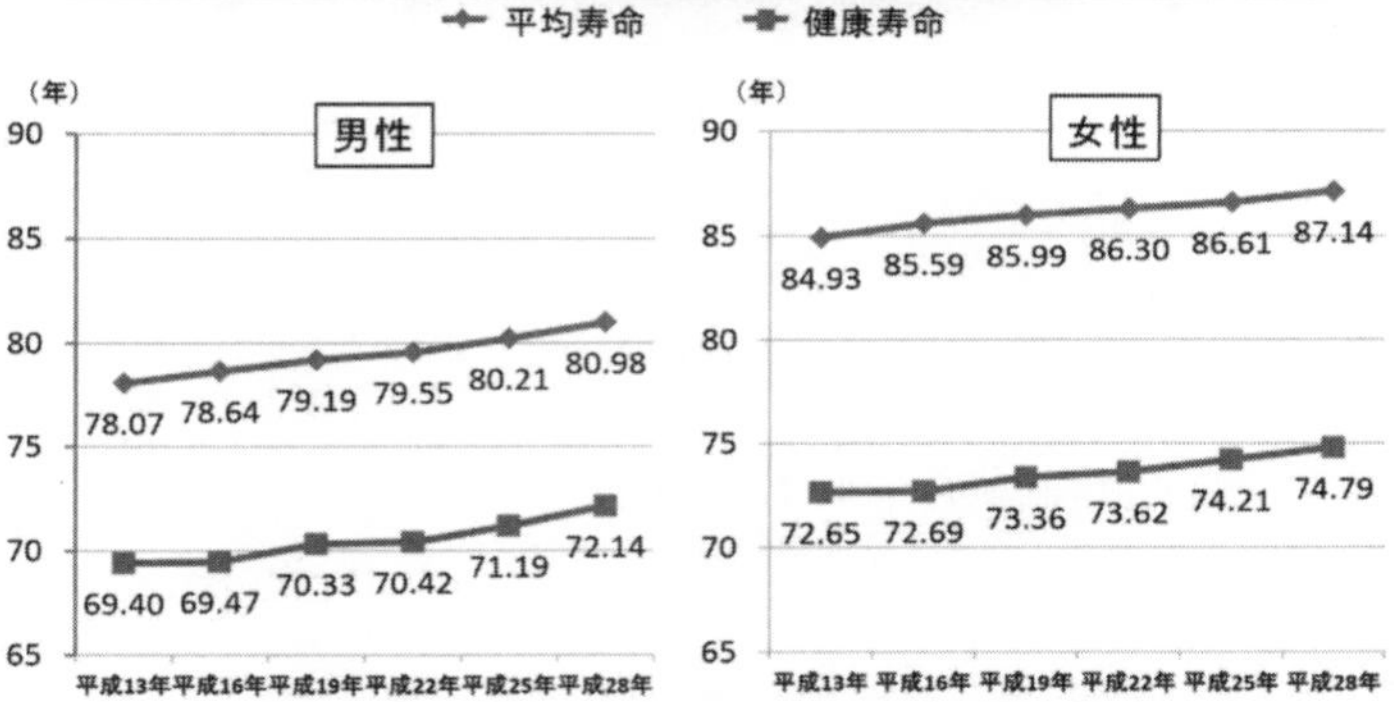

＊厚生労働省ホームページ「統計情報・白書」図表１－２－６「平均寿命と健康寿命推移」より

も約2年延長しています。平均寿命と健康寿命の差は、男性約9年、女性約12年と同じような差で推移しています。

８０２０運動の達成率は、１９８９年の運動開始当初は７％程度（平均残存歯数４～５本）でしたが、２０１７年６月厚生労働省が発表した歯科疾患実態調査（２０１６年調査）では達成者が51・２％となり50％を越えました。平均寿命や健康寿命が延びたのには、残っている歯が増えたことも大きく貢献しているのではないかと思います。

しかし、歯科医師としての本音で言えば、残っている歯の本数が大幅に伸びているので、もっと健康寿命が延びてくれることを期待していました。臨床の現場では、歯の治療がうまくいき、しっかりと噛めるようになった方々の様子を毎日のように観察できます。

・腰が曲がって歩くのも辛そうだった方が、しゃきしゃき歩くようになる
・受け応えがあやふやだった方が急にしっかりする
・見るからにおばあさんだった方がおしゃれをして活動的になる
・ほとんどしゃべらなかった方がおしゃべりになる

そういう姿を拝見すると、本当に歯は大切なんだなと常々感じています。要介護状態につな

がる、認知症や骨折、転倒などにも歯があり、口がしっかりと機能しているとずいぶん改善できるという肌感覚と実際の調査結果にギャップを感じています。**まだまだお口のポテンシャルが十分に発揮されていないのではないかというのが私の正直な感覚です。**

歯科医院というところは、0歳から100歳越えまでいろいろな世代の方がお見えになります。予防歯科をしていれば、同じ方を継続して何十年も観れますし、その方の健康やご家族や家庭の状況まで観ることができます。人間観察をするには、こんな適した場所はありません。

確かに歯が多く残っている高齢者はお元気な方が多いと感じます。しかし、まれに歯がほとんどなくて、入れ歯も入っていないのにお元気な方もいらっしゃいます。お元気な方という表現は非常にあいまいですが、75歳～後期高齢者の方でも50歳くらいの方と同じペースで診療室に入ってこられる方をイメージしています。その方のお仕事や日常生活や筋肉トレーニングによってお元気度は全く違うと思いますが、歯の治療を通して、お元気な高齢者のお口に共通していることは、治療のための歯や歯肉の印象（歯や歯肉の型をとること）がスムーズにできるということです。唇、頬、舌が強く緊張していたり、もしくは筋力が弱すぎると歯の印象はとても難しくなります。お元気な高齢者は唇、頬、舌に適度な筋力と柔軟性があるのです。そして、適度にお口の中が広がっていて、だ液もたくさん出ています。ここでいうお口の中とは、専門用語でいう「口腔」という部分です。「口腔」は、上：口蓋　左右：頬　前：口唇　後：口峡に囲まれた部分を言います。一方、訪問診療で寝たきり状態になられている方のお口の中は、一様に狭くなっています。〝お元気の秘訣は、お口の中のスペース（口内ボリューム）が広い〟ということなのです。

お口の機能を考えると、その主役は「舌」です。野生動物は歯がなくなると生きていけません。しかし、ヒトは歯がなくても生きていけます。しかし、ヒトも「舌」がなくなると生きていけません。舌は呼吸にも、飲食にも、体のバランスをとることも、内臓や脳を支えることにも関与しています。**舌が筋力と柔軟性をもって、だ液という万能スーツを身にまとい、自由に動けることが、健康寿命を延伸するためにとても重要です。**そして口内ボリュームは、「舌」が自由に動くためのスペースです。口内ボリュームが広く、舌が自由に動き、だ液がしっかり出ているという状態を作ることが、平均寿命と健康寿命の差を縮めるポイントとなります。

ここで簡単なテストをしましょう

姿勢を正して、そっと上下の唇を合わせてみてください。いかがですか？上下の歯の位置関係はどうなっていますか？通常は上下の前歯が2～3mm隙間（安静空隙といいます）があるのが正常です。この時点で、臼歯を含めて少しでも上下の歯が触れている方は口内ボリュームが減少しています。「えっ　みんな上下の歯付いているのじゃないの！」と思われる方もいらっしゃると思いますが、全く上下の歯が接していないのが正常です。

上下の歯が触れていない方。第一関門突破です。おめでとうございます。もう一つテストにお付き合いください。鏡でお口の中を覗いてみてください。頬または舌に歯型がついている方。残念ながら口内ボリュームが減少しています。舌は自由に動きたい、でも歯や頬がそれをブロックしてがんじがらめにしている状態がお口に現れているのです。もしかしたら、就寝中に舌の自由を奪っているのかもしれません。

安静にした時に上下の歯に隙間がなく、歯が接触している癖を本書では〝かみグセ〟そしてその癖を持っている方を〝かみグセさん〟と呼ぶことにします。〝かみグセ〟がどこから来たかというと、遠い昔の周りの大人から言われた「お口を閉じなさい！」なのです。真面目なあなたは信じてしまったのです。かといって周りの大人たちを決して責めないでください。あなたが子供の頃は口を閉じることが正解で、周りの大人たちはあなたのことを思って言ったことに違いありません。これが〝癖〟であることは西暦２０００年頃から解明されてきたごく新しい概念です。

＊本書でいう〝かみグセ〟とは具体的には、東京慈恵会医科大学杉崎正志先生・東京医科歯科大学の木野孔司先生が提唱された、覚醒時に持続的に上下歯列を一部もしくは全部接触させる癖ＴＣＨ（Tooth Contacting Habit）という概念がベースになっています。本来ＴＣＨには、歯ぎしりや食いしばりは含まれません。本書では、歯ぎしりも食いしばりも含め、さらに著者の愚見も入れさせていただきますので、〝かみグセ〟と表現させていただきます。

〝かみグセ〟があると、晩年歯のトラブルに悩まされることになります。

・たとえ弱い力であっても、常に歯に力がかかっていると、虫歯でもなんでもない歯が割れてしまうこと

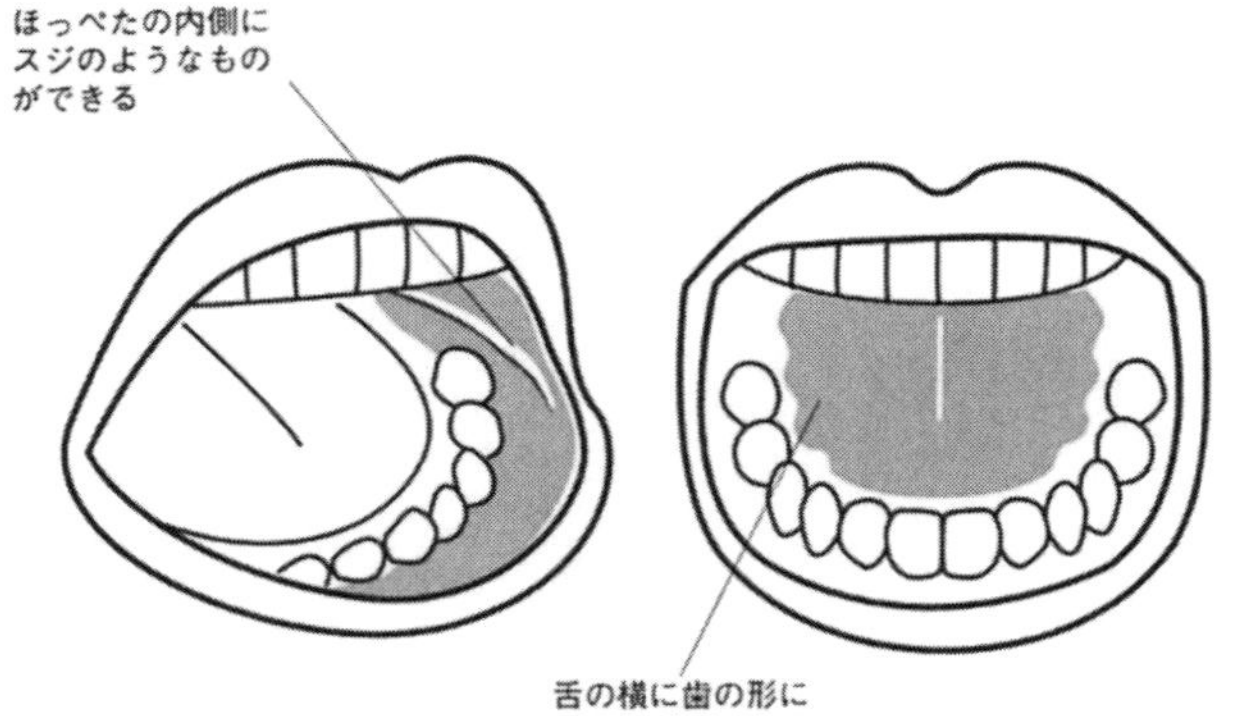
ほっぺたの内側にスジのようなものができる
舌の横に歯の形にギザギザができる

＊〝かみグセさん〟のお口の中に現れることが多い痕跡

があります。

・歯に継続的にかかる力によって、歯冠にクラックが入り、それが原因で虫歯を誘発します。
・歯にかかる力によって歯周病が進行します。
・顎関節に負担がかかり顎関節症になります。
・せっかく治療した詰め物やかぶせものがとれやすくなります。
・入れ歯に想定外の力がかかるので、入れ歯がわれやすくなります。
・入れ歯に想定外の力がかかるので、痛みを誘発します。
・お口の中が常に緊張しているのでだ液が少なく義歯が安定しなくなります。

これらは決して大げさに言っているのではありません。**歯を失う原因の2台因子は、虫歯と歯周病ですが、〝かみグセ〟はそのどちらにも複合的に関係しています。**

安静にしている時、唇は閉じるが、歯は噛まないが最もあるべき姿です。歯を閉じてしまっては口内ボリュームの上下間の高さが減少するだけでなく、頬の筋肉が過緊張を起こしてしまい、むくんでしまいます。その結果左右間も狭くなってしまいます。

口内ボリューム減少の2大原因は、〝かみグセ〟とお口の周りや舌の筋力の衰え（オーラルフレイル）です。口内ボリュームが小さくなると、舌が奥においやられ、睡眠時無呼吸症や摂食嚥下障害の原因にもなりかねません。

「お口を閉じなさい」ではなく**「唇を閉じなさい。お口の中は開きなさい」**これが健康寿命延伸のキーワードになります。

アメリカ合衆国のマイケル・ジョーダン元バスケットボール選手は、その実績からバスケットボールの神様と評されています。舌を出しながらプレーをすることでも有名です。ジョーダン選手はドリブルの時でも前傾姿勢で顔は前を向き舌が出ています。前傾姿勢を真直ぐにすると、顔は上向いていることになります。あなたも同じように上向いて舌を出してみてください。いかがでしょうか?ものすごく出しにくいというか、舌が上に延びないですよね。しかしながらジョーダン選手はベロベロに長〜く舌が延びています。舌の長短はあるにせよ、かなり舌が上方にないと、舌が延びません。さらに、舌筋に柔軟性がないとベロベロにはなりません。ジョーダン選手はとてつもなく、舌の可動域が広く、そして柔軟性があるということです。上下の歯がかみ合った状態ですと、舌が唇の外にでてくることはありませんので、上下の歯は大きく開いているはずです。舌は体幹筋の最上方の筋肉の塊です。舌の可動域が大きいということは、体幹の可動域が大きく、柔軟に姿勢の変化に順応し安定しているということにつながります。

体幹がしっかりし、動きが安定するからこそ、コントロールが定まった速いボールが投げられる。着地姿勢が安定するから、速く走れる。跳んでいる姿勢が安定しているから、何度でも跳べ、着地からの動作がスムーズになり、連続して高く跳べる。体の軸が安定するから、切り返しが早くなり、効率よく動くことができ、スポーツ外傷リスクが軽減される。その結果、長年に渡り一流アスリートとして君臨することができた。と考えることができます。舌を出してプレーしたから名選手になったというより、舌の筋力、柔軟性が並外れていて、思わず舌が出てしまうのではないかと私は思っています。ジョーダン選手だけでなく、「陸上の神様」と呼ばれた米国のカール・ルイス。「神の手」のサッカー選手のマラドーナ。ここ一番というとき舌を出してプレーをしていました。

私はジョーダン選手の舌が究極のあるべき姿だと思っています。舌が自由にフレキシブルに体のバランスをとるからこそ、生きる力がみなぎってくると思うのです。一方、お口の中が狭くなった状態は、舌がステイホームして動けない状態です。舌は縦横無尽に動き体を守りたいのにそれが許されない。せっかくの生きる力が制限された状態になっていると感じています。冒頭の〝**「お口を閉じましょう」を信じて実践してきた真面目なあなたは将来大変苦労することになる**〟につながります。

ここで、将来苦労派のあなたに朗報があります。〝かみグセ〟やオーラルフレイルの方にとって、明るくない未来を書き連ねましたが、本書の目的はあなたを地獄の底に落とし入れることではありません。実は、**口内ボリュームの減少は、簡単なお口ストレッチによって改善することができます。**元来、原始的な生き物は口と肛門だけでした。口は使わなければすべてが衰えますが、決してやわな臓器ではありません。少しの刺激によって活動する力を取り戻します。〝かみグセ〟によって起こっている慢性筋肉疲労（いわゆるコリ）も、オーラルフレイルにより起こっている筋肉の廃用性委縮（いわゆる老化による筋力低下）も、お口のストレッチにより改善します。お口ストレッチとは、頬、舌をお口の中からストレッチすることを言います。頬も舌も筋肉の集まりですから、リハビリテーションできるのです。

実は、かくいう私も口内ボリュームが減っている派でした。子供のころから真面目な性格だったのですね（笑）。日常では食べる時以外は上下の歯が接触しないように気を

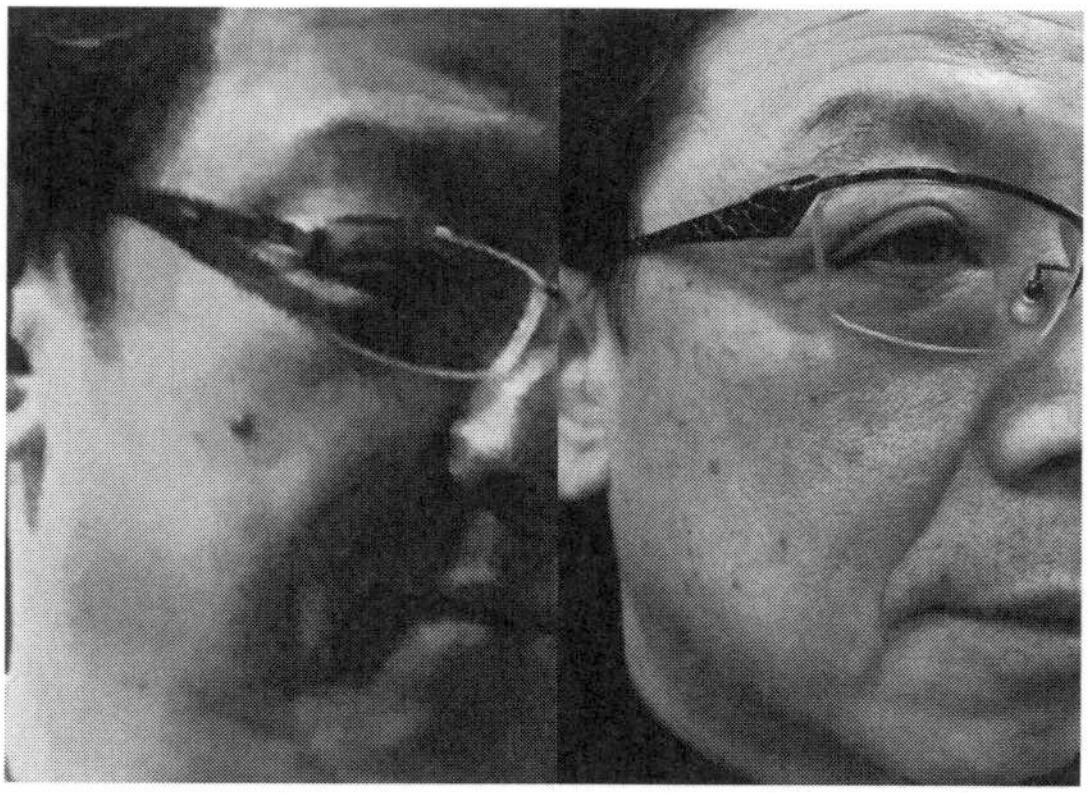

＊お口ストレッチ前　　お口ストレッチ　１年後

付けるのですが、寝ている時に接触しているようで、起床後、舌や頬にビシッと歯の痕がついていました。お口ストレッチを日課にすることで、〝かみグセ〟は見事改善され口内ボリュームが広がりました。さらに、驚くことに、口内ボリュームの改善以外にも大きな変化がありました。（写真）

・顔イボの消失
・2重アゴの解消
・マリオネットライン（口唇両側からアゴに延びる2本のライン）の消失
・いびき解消
・睡眠時無呼吸症の改善
・花粉症の改善

です。これらの改善は、私がお口のストレッチをお勧めした方々にも現れています。

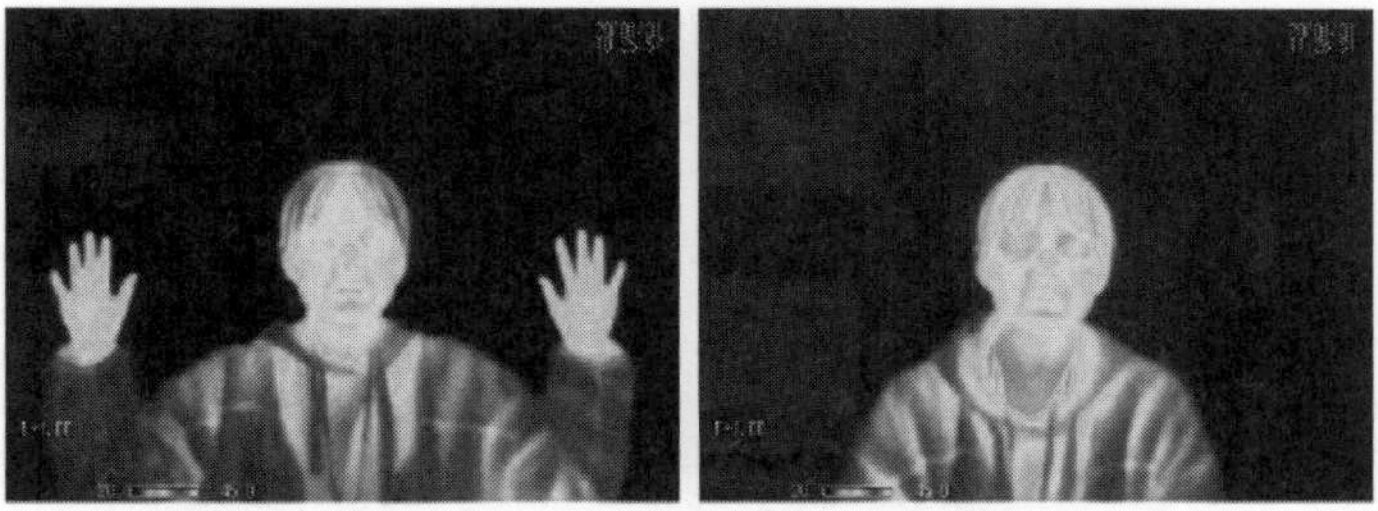

＊お口ストレッチ 30 分後　お口の中からのストレッチで、顔全体の血行が良くなります。

発生学的にお口のある所に感覚器官の目、鼻、耳、表情筋が集まってきました。お口が機能を取り戻すと、顔全体が活性化し、健康や美容の先に進んでしまった時計の針を少し逆へ戻すことができるようです。人は口から衰えますが、お口の中から甦ることができるのです。

〝かみグセ〟、オーラルフレイルが口内ボリューム減少の2大原因ですが、新型コロナの感染拡大により、その傾向は拍車がかかっています。マスクを着けたままの生活が日常化しリアルでのコミュニケーションが極端に減ってしまいました。おしゃべりすること。歌うこと。笑うことがお口の機能を高めるためにとても大切です。その機会が大きく失われているのです。また、テレワーク等の在宅でのお仕事やお勉強が増えました。パソコンやスマートフォンに向かう時間が長くなり、下向き姿勢が増えました。下向き姿勢も〝かみグセ〟を誘発してしまいます。また、自粛生活や、隔離生活から認知症が進んでしまった方も多くいらっしゃいます。歯科医院に来られる方の口内ボリュームが減少し、だ液分泌量も減っています。新型コロナの出現により、一気に健康寿命とは反対の方向に針が進んでしまいました。このままでは、新型コロナ感染症が収束した後の世界は、今まで以上に現役世代に大きな負担を負わすことになりかねません。

ヒトはほかの動物に比べ、とても未熟な状態で誕生します。誕生した直後から、頬、舌を十分に使って乳を飲みます。そして、首が据わるよりも前に〝笑う〟という人間関係を築く上での最大の武器を手に入れます。〝笑う〟ことで、周りから愛されながら、周囲の協力を得て無力でありながら最大の存在になります。〝笑う〟だけで十分に周りを幸せにするのです。〝笑う〟にはそれくらいのパワーがあります。しかし、新型コロナとの共生生活は、〝笑う〟機会をも制限してしまっています。せめて頬、舌の筋力や柔軟性を向上させる習慣をつけ収束後に備えようではありませんか。本書で紹介するお口ストレッチは、慣れれば1回30秒ほどで完了します。朝晩の歯磨き後にお口ストレッチをするということを習慣になされることをお勧めします。

２０４０年85歳以上の人口が日本総人口の35％を超えると予想されています。このままの延長で、現役世代に青色吐息の生活を強いて大きな負担を負わすのか。はたまた、高齢者が健康寿命を延伸し、社会貢献できる年齢を延ばすのかは、今現在にかかっています。高齢者は自分の力で、できるだけ健康寿命を延ばす責任があります。お口の機能のポテンシャルを活かすことより平均寿命と健康寿命の差をグッと縮められるはずです。本書で紹介させていただいたお口ストレッチは、全国４００以上の歯科医院にて実践されている方法です。せめてお口の中を広げてほしい。舌の自由を確保してほしい。そんな思いで本書を書かせていただきました。

目次

PART1

どうしてこんなに口の中が狭くなってしまった？

「顔の歴史」

口があるから〝顔〟ができた

私たちの遠い遠い祖先に思いを馳せてみましょう。動物が生まれた時、まず生きていくために食べ物を取り込むための〝穴〟は必要です。最初は、クラゲみたいに、口も肛門も同じでした。食べるのも、排せつするのも同じ穴で済ませていました。そのうち、口の反対側に穴（肛門）ができて、食べるための穴と、食べた後のものを出す穴が別々になりました。口は食べる専門になったのです。口ができると、餌を探すために、もしくは餌にされないために目、鼻、耳などの感覚器が口の周りにできました。口があるから顔ができたのですね。水中から陸上に上がるときに、鼻は臭いを感知する受容器だけでなく、呼吸も担当する呼吸器を兼ねるようになりました。両生類や多くの爬虫類は、鼻と口がつながっているので、食べながら呼吸することができません。ゆっくりと噛みながら息を吸うと食べ物が気管に入ってしまいます。歯も臼歯みたいな歯がなくて、すべてとんがっていて咀嚼できません。だから食べ物を丸のみします。

そのため消化に時間がかかってしまい、活発に動けなかったり、寒いのが苦手であったりします。大きな餌を捕えるために口を大きく開ける必要があるために頬はありません。頬があると邪魔になるのですね。哺乳類になると、文字通り〝乳〟を吸うために、頬と唇で口の中を陰圧にしました。哺乳類になって頬ができました。

さらに両生類や多くの爬虫類にはなかった、口の天井部分に仕切りができました。これを口蓋といいます。口蓋ができたことによって、食べ物を口に入れながらでも呼吸できるようになりました。つまり、口の中に食べ物を入れてゆっくり〝咀嚼〟できるようになったのです。奥の歯の形が臼のようになり食べ物を細かくかみ砕けるようになりました。頬と舌とで、食べ物を効率よく臼歯の間に運べます。また適量が噛めるために、頬側に一時的に食べ物を移動させておくこともできるようになります。良く噛み頬や舌を動かすことで、消化酵素を多く含んだ液がたくさん出て、消化を助けてくれるようになりました。**〝咀嚼〟することによって、代謝が高くなりました。また体毛が発達したことと併せて、一定の体温維持ができるようになりました。その結果、活発な行動や、寒い所での活動も可能となったのです。**

哺乳類だけに顔面筋がある

魚類や爬虫類の顔は硬くて表情がありません。薄い皮膚がじかに骨にくっついていて皮膚を動かすこともできません。一方、哺乳類の顔は、皮下組織と顔面筋が発達しています。これは、胎生という、最も危険な卵の時期も親と一体化できるという生き残り戦略の中で哺乳類が獲得したためだと言われています。胎生を選択した結果、生まれてすぐに〝乳〟を飲む必要があり、捕食器官として口輪筋や、吸入器官としての頬が発達したのです。

その後ヒトに進化するにあたり、顔面筋は特異的になります。感覚器が集中しいろいろなセンサーが多く存在するとても敏感な顔の部分の毛をなくすという暴挙に出ます。眉毛の上下によって心理状態が他の生き物に察知されるようになります。白目の存在を明確にして、どこを見ているかが他の生き物から察知されるようにもなりました。一方、表情筋を動かし、意図的に笑顔が作れます。微妙な表情を変化させ感情を伝えます。ヒトにおいて、顔の皮膚や表情筋も感覚器となります。**おそらく我々の祖先であるヒトは、他の動物から狙われるリスクよりも、ヒト同士がコミュニケーションをとって生き残るという戦略をとったのでしょう。その結果、ヒトは一人では非常に弱いにもかかわらず、コミュニケーションという最大の武器を手に入れ**

万物の霊長の地位を確立したとも言えます。

咀嚼機能は衰退している

１９３８年に「食生活と身体の退化」（W.Aプライス博士原著　片山恒夫翻訳）という衝撃的な本が出版されています。世界14か国に住む伝統集団や先住民族の健康状態を調査した記録の本です。この本の記載によると、**伝統的な食生活を守っている先住民族には、虫歯や歯周病、不正咬合（歯並びやかみ合わせの問題）がほとんどありませんでした。**ところが、西洋文明がもたらした近代的な食事（精製された穀物、植物油、加工食品、砂糖）を日常的に摂取している集団では虫歯、歯周病、不正咬合が多く見られ、その衝撃的な事実が写真付きで紹介されています。**食文化の近代化によって、アゴの発育が衰退しています。**

日本でも永久歯が先天的に欠如してきています。２００７年に全国７つの大学病院の小児歯科などから約1万5千人のデータが集められました。１９８５年以前に生まれた子の9・62％、86年〜95年　10・8％、96年以降　10・50％の子供に永久歯の何本かが先天的に欠如している子が出現しています。徐々に歯の本数は減っているのです。

咀嚼機能の減退は、食文化の近代化により顕著になりましたが、もっともっと以前から咀嚼機能の衰退ははじまっています。ゴリラや類人猿とヒトのアゴを比較すると、ヒトではかなりアゴが短くなっています。ヒト以外の動物は、口自体が捕獲機能を兼ねていて、前に突き出している方が効率が良いようです。ヒトは手や道具で捕獲することが常となったので、口が前に出る必要がなくなったのです。また、火を使って調理するようになったことにより、口の中での強い咀嚼力の必要がなくなりました。道具や火を使って食べるということは、広い意味で消化という解釈もできます。道具や火を使うようになり咀嚼機能の衰退がはじまり、その後食文化の進化と反比例するように衰退スピードが加速しているのです。

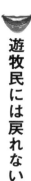

遊牧民には戻れない

国立モンゴル医科大学歯学部客員教授　岡崎好秀先生は、１９９２年より頻繁にモンゴルに通われています。岡崎先生に、首都ウランバートルから離れ、ゲル（テント式の移動住居）に住んで伝統的な生活を送る遊牧民の話をお聴きしました。野菜をほとんど食べない彼らの主食は塩ゆでした羊。ただ、日本人と違うのは、肉だけを食べるのではなく、血液も含め、頭からしっぽまで丸ごと食べるそうです。歯磨きの習慣はない。というか一度も歯磨きはしたことがないらしい。それにもかかわらず、老若男女を問わず歯並びは完璧で、歯も光っている。秘密は食べ方にあるとのこと。まず、大きな口を開けて羊肉の塊にかぶりつく。前歯で包丁のように肉をかみ切り、奥歯ですりつぶす。硬いものをしっかり噛むことでだ液がたくさん出て、口の中が汚れないとのことです。**咀嚼器官をふんだんに使うことで、歯磨きをしなくとも歯や歯並びがきれいなのでしょう。**

我々の祖先も遊牧民ではないかもしれませんが、元神奈川歯科大学教授の齋藤滋先生が1989年に文献を基に調べられた結果によれば、弥生時代は現代よりも咀嚼回数が6倍。食事時間も5倍とのことです。戦前と比べても、現在の咀嚼回数も食事時間も半分以下になっているとのことです。咀嚼器官が大きく衰退しても仕方ないでしょう。だからと言って、遊牧民や弥生時代の食事をお勧めしているわけでありません。これだけ美食が氾濫し、それによっての幸せ感を覚えてしまった我々は、よほどの意思の強さがなければ実践できないでしょう。到底、私には無理です。もちろん、食べ物や食べ方が大きく関わっているという点で、地域のかかりつけ歯科医師としての正しい情報発信は続けていくつもりでありますが、本書でお伝えしたいのはそれではありません。**〝咀嚼器官の衰退といっしょに、口内ボリュームを失ってはいけない〟**

ということです。我々の祖先が、他の動物からのリスクを取ってまでも獲得した表情。それが口内ボリュームによって維持できているのです。「せめて、口の中は広げて下さい。」ということが本書のテーマであります。

「口内ボリューム阻害因子1　下アゴ後退」

下アゴが後退している

ヒトは直立二足歩行することで、手や道具が使えるようになり、広い意味での消化を口に入る前に行うことができるようになりました。臼歯の存在もあり、捕食や咀嚼器官である口を小さくしても代謝効率は維持できるようになりました。頭は首の上に来るようになり、その結果、喉頭の位置が首方向つまり下に移動しました。喉頭が下がることで、いろいろな声が出るようになりコミュニケーションがとりやすくなりました。一方、喉に食道と気道が混在し、飲食をする際は、喉頭を引き上げて喉頭蓋を閉める必要が出てきました。この時重要な役割をするのが舌骨です。舌は舌骨という台車にのっているとイメージしてください。舌が自由に上下できることで、喉頭蓋の開閉がスムーズにできます。舌の根本部分（舌根）が下に下がって気道を邪魔すると、いびきや睡眠時無呼吸になってしまいます。また、舌が自由に動けないと誤嚥を起こしやすくなってしまいます。

口を閉じて口角を挙げてみてください。自然と舌が上に上がり、両頬の内側のスペースが広がるのがお分かりでしょうか。普段から両頬の内側のスペースが広いと、口角も舌も挙がりやすいということです。このお口の状態ですと、自然と鼻呼吸ができています。では、下アゴをグッと引いて口角を挙げてみてください。舌がものすごく窮屈なのがわかりますか？咀嚼機能が衰退し、ある程度下アゴが後退することは折り込み済みなのですが、後退しすぎると舌の自由度がなくなってしまいます。今、子供たちの下アゴも高齢者の下アゴもものすごく後退して、健康への影響がでています。

子供のアゴが後退

誕生の時、下アゴの位置が可能な限り後ろに下がった状態で生まれます。おそらく産道を通る時、できるだけ小さくなれるようになっているのだと思います。誕生後すぐに母乳を吸います。その時、手はまだ捕食のために使えるほど発達していません。捕食するのは下アゴと舌です。口を大きく開けて「あむっ」と乳首に吸い付きます。舌で乳首を引き寄せ、アゴの筋肉、歯ぐき、ほっぺ、舌を使ってしごくように母乳を飲みます。母乳が簡単に出てくるとは限らず、生きていくために一生懸命吸い付きます。頬筋の筋トレも兼ねているのですね。そうすると、下アゴと舌が自然と前方にでてきます。ある程度の試練があるから下アゴは前に出てくるのです。最初の歯が生える生後6か月くらいには、生まれた時より4ｍｍ程度下アゴが前に出てくるのが普通です。しかし、母乳であっても、母親が高カロリー食や糖分過多の飲み物を多く摂っていると特に苦労しなくても赤ちゃんは母乳を飲めてしまいます。また、哺乳瓶でも簡単にミルクが出てしまうものもあります。最近は、頬や舌をしっかり使わないと飲めない人工乳首も開発されていますが、ニプル（乳首部分）を指定通りに交換しないと、ミルクが簡単に出るようになります。その結果、下アゴが前に出る機会を失い、後退傾向になってしまいます。

離乳食を与える時にも、下アゴが前方に出てくるチャンスがあります。スプーンで離乳食を与える場合、スプーンをお口の中に入れてあげると、赤ちゃんは簡単に離乳食にありつけます。簡単にありつけるということは、栄養的にはＯＫかもしれませんが、アゴの発育の機会を失っています。例えば、唇を延ばさないと捕食できないような位置でスプーンを止めてあげると、自然と下アゴが前に出てきます。また、手づかみ食べなども、自分の唇や舌で食べ物を捕食するトレーニングになります。歯科では離乳食の際の手づかみ食べを推奨しています。下アゴが後退して、かみ合わせた時に下の歯が上の歯に隠れてしまうかみ合わせを過蓋咬合と呼びます。実際に３歳児健診にて過蓋咬合と診断されるケースはまれですが、過蓋咬合傾向にある子供が半数以上います。もちろん遺伝的要素もありますが、授乳時や離乳食時に下アゴがしっかりと前方に出ていないことも大きく影響していると感じています。

姿勢

試していただきたいことがあります。背もたれのある椅子に腰かけて、後方重心にして背もたれにもたれた時、上下の歯をカチカチさせてみてどこの歯が良く噛めているか確認してみてください。次に、背筋を伸ばして、体の重心を前方にして、ふくらはぎに圧がかかるように腰かけ、同じようにカチカチしてみてください。カチカチしてかみ合う歯の位置が変わるのがおわかりでしょうか。体の重心が前方になれば、かみ合う歯も少し前に移動する方が多いかと思います。このように体の姿勢によってかみ合う歯の位置が変わります。下アゴは両側の顎関節によって、ブランコのようにぶら下がっているからです。背もたれにもたれる、足を組むなどの癖によってもかみ合わせが変わります。後方重心にした方が体が楽なので、そうなってしまう方も多いようです。特に、デスクワークの多い方などはよほど気を付けないと後方重心になってしまいます。最近はテレワークで仕事される方が増え、さらに後方重心により下アゴが後退している方も増えています。

「口内ボリューム阻害因子2　かみグセ」

かみグセ

通常、上下の歯は咀嚼や会話、嚥下などの機能時に瞬間的に触れ合うだけで、歯の接触時間は、1日で20分以内と言われています。1日24時間で1440分ですから、20／１４４０≒1・4％、1日のうちで98・6％の時間は上下の歯が触れ合っていないのが正常です。しかし、何かに集中した時に無意識のうちに歯と歯をコツンと接触させてしまっている人が急増しています。この無意識でコツンと当ててしまう癖のことをＴＣＨ（Tooth ContactingHabit）と言います。上下の歯がコツンと当たると聞くと〝歯ぎしり〟や〝食いしばり〟を思い浮かべる方が多いと思いますが、ＴＣＨはそれとは別に分類される悪習癖です。２０００年に木野孔司先生（元東京医科歯科大学顎関節治療部部長）と杉崎正志先生（元東京慈恵会医科大学歯科学教室教授）によって名付けられた、比較的新しく認識された悪習壁です。

＊本書では、歯ぎしりも食いしばりも含め、さらに著者の愚見も入れさせていただきますの

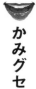

で、〝かみグセ〟と表現させていただきます。

〝かみグセ〟急増には、パソコンやスマホの普及により、下を向いて作業をすることが増えたのと、ストレスなども関係しています。無意識ですから、自分では自覚されていないことがほとんどなのです。「歯が接触するくらいで何か問題があるの？」と思われるかもしれませんが、**1日に合計3時間、〝かみグセ〟をしていた場合、通常の9日分の力が歯にかかっていることになります。**当然、歯のトラブルも増えますし、口内ボリュームの消失にもつながります。

お口の中にはその証拠が顕著に表れています。

・咬耗（歯がすり減っている状態）
・歯冠のヒビ
・歯冠の破折（割れること）

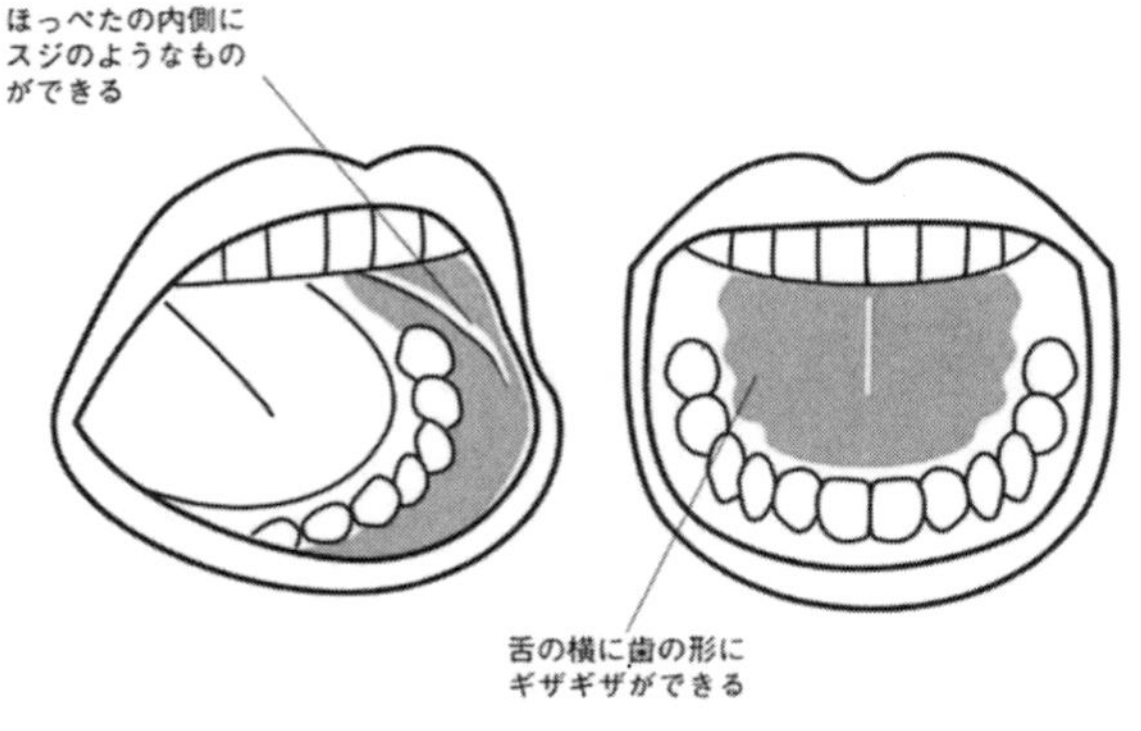
ほっぺたの内側にスジのようなものができる
舌の横に歯の形にギザギザができる

・楔状欠損（歯と歯肉の境目が楔状に減る）
・頬線（ほっぺに上下の歯が噛みこんだスジがつく）
・舌の歯型

歯がなくなってしまう原因として、よく知られているのが〝歯周病〟と〝虫歯〟です。それは間違いのないことなのですが、歯周病＋〝かみグセ〟虫歯＋〝かみグセ〟によって歯がなくなってしまうことが多いことはあまり知られていません。〝かみグセ〟が大きな原因で歯が抜けた場合でも〝虫歯〟〝歯周病〟でカウントされてしまうため、〝かみグセ〟の実体はなかなか表舞台には現れません。毎日臨床をしている開業歯科医の肌感覚として、40代以上の方のお口のトラブルの多くに〝かみグセ〟が関係していると感じています。

歯が抜けるということの他に〝かみグセ〟が関与している可能性があるお口のトラブルは、

・顎関節症
・詰め物　かぶせものの脱落
・セラミックの破折
・インプラントの脱落

・義歯による痛み
・義歯の破折

など多岐にわたります。40代までは〝虫歯〟〝歯周病〟が深刻な状況になかった方でも、50代以降は〝かみグセ〟絡みで、お口のトラブルが一気に増加します。歯医者側からすれば〝かみグセ〟はトラブルメーカー。ご本人にその自覚がないことがほとんどなので、なおさら歯医者泣かせの悪習癖です。

〝かみグセ〟チェック

鳥取県鳥取市　医療法人社団吉田歯科医院理事長　吉田渉先生によるチェック方法を紹介します。

背筋を伸ばして姿勢を正してください。「上下の唇だけ付けてください」と患者さんに問いかけた時のリアクションで判断します。

①すぐに行動に移せて、軽く上下の唇を接触できる
②少し考えてから、何となく唇を接触させるが、今一な表情をする

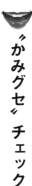

③理解できないので、キョトンとしている

吉田先生によると①以外は安静空隙が消失している方です。

安静な状態で上下の唇を閉じても上下の歯は接触していないのが正常です。〝かみグセ〟ではない方は、安静時に上下の歯が接触していないことが当たり前であるため、長時間歯が接触していなくても何の違和感もありません。でも、〝かみグセ〟傾向のある人は、違和感を感じてしまうのです。

また、夜寝ている時に〝かみグセ〟をしているかどうかは鏡を見るとわかります。

・頬っぺたに歯を押し付けたような歯型（スジ）がある

・舌の縁に歯を押さえつけたような痕（圧痕）がある

必ずしも、〝かみグセ〟であるとは断定できませんが、多くの〝かみグセさん〟に共通してみられる兆候です。

〝かみグセさん〟は、口の周りの筋肉が緊張しているので、頬の内側や舌の周りに歯型がついてしまうのです。

頬骨の内側を触って確認する方法もあります。〝かみグセ〟のある方はこの部分が慢性筋肉疲労を起こしているので、触るとコリコリで痛いのです。自分で触ってみて、頬骨の内側がこっているならあなたは〝かみグセさん〟ということになります。

〝かみグセ〟の分類

安静にしている時「上下の歯が接触しないのが正常です。」ということをお伝えすると、キョトンとされる方がいます。口を閉じる＝歯がかみ合う　ということが当たり前になってしまっている方です。これは、一時性の〝かみグセ〟です。だいたい人口の10％の方が一時性の〝かみグセ〟です。こういう方はもうすでにお口の中のトラブルが続出しているはずで、歯科にずっと通い続けている方が多いのではないでしょうか?

〝かみグセ〟の分類には、一時性の他に二次性の〝かみグセ〟が分類されます。普段安静にしている時は〝かみグセさん〟ではないのに、何かのきっかけで〝かみグセさん〟になってしまう方です。

《作業性かみグセ》

パソコンやスマートフォン、ゲームや家事、料理など、一人で黙々と下を向き集中する作業の際、〝かみグセ〟になってしまう。

《ストレス性かみグセ》

人間関係や体の痛みなどがある場合、その代償行動として〝かみグセ〟になる方がいます。

《歯科的要因によるかみグセ》

歯周病で歯がグラグラする場合、無意識に歯を接触させることでグラグラを安定させている方がいます。その他、入れ歯が安定しないため、〝かみグセ〟が癖になってしまう方がいます。

〝かみグセ〟が人間関係にも影響

筋肉は脳からの指令によって動いているだけではなく、知覚した感覚を脳に届ける感覚器官でもあります。特に表情筋は脳に届いて心にも大きく影響を与えていると言われてます。うつ病を発している方や認知症の方の表情が乏しくなることは良く知られています。〝かみグセ〟によって咀嚼筋に不必要な緊張があれば、当然その信号は脳に伝達され、感情の脳である大脳辺縁系に伝わりイライラが始まります。〝かみグセ〟によって、脳がイライラをはじめ、そのイライラによって〝かみグセ〟が助長されてしまうという悪循環に陥ってしまいます。

さらに、咀嚼筋が慢性筋肉疲労を起こしていると、頬の内側が狭くなり、口内ボリュームが狭まります。口内ボリュームが狭くなると笑顔が作りにくくなります。ヒトは生まれてすぐに、頬を使って哺乳しその動きによって口内ボリュームを獲得します。**首が据わるよりも前に〝笑い〟を覚え、周りのヒトとの人間関係を築き、最も弱いはずの赤ちゃんが最強になるのです。**ヒトはヒトとの関係によって幸せにも不幸にもなります。その最大の武器が笑顔なのです。笑いやすいから笑いたくなる。笑いにくいと笑えなくなる。咀嚼筋の慢性筋肉疲労は、人間関係構築においてもマイナス要因となってしまいます。また笑うと脳は勝手に笑う理由を探し始めます。つまり、幸せを探し出します。**他人との関係だけでなく、自分自身との関係も良好になります。**

〝かみグセ〟改善法

〝かみグセ〟を放っておくと、虫歯や歯周病、顎関節症になる危険性が高まるだけでなく、肩こりや頭痛の原因にもなります。ここでは一般的な〝かみグセ〟改善法を紹介します。それは、「行動変容療法」というものです。

まずは、どういうシーンで自分が〝かみグセさん〟になっているかを気づいてもらいます。

二次性の〝かみグセ〟の場合、「一人で」「黙々」「集中して」「下を向く姿勢」の時に〝かみグセ〟になっていることが多いので、生活の中でそういうシーンをピックアップします。例えば、パソコンでの仕事が多い場合、モニターやキーボードの横に目印のシールを貼ります。そして、そのシールが目に入ったら、「歯を離す」ということを繰り返します。マンネリ化してきたら、キッチンタイマーやスマートフォンのリマインダー機能を使い、お知らせの音が鳴ったら「歯を離す」。これを根気よく継続する方法です。歯科医院での〝かみグセ〟改善法はこの方法がメインです。

よく噛む≠つよく噛む

私たちは、子供の頃から、家庭でも、学校でも、歯医者でも「よく噛んで食べようね」そう教えられて育ってきました。**実はこの「よく噛んで食べようね」には、とんでもない誤解を生んでしまいました。ある方々には「よく噛む」が「つよく噛む」というメッセージとして伝わってしまったようです。**吉田渉先生によると、〝かみグセさん〟や強く噛みすぎることが習慣化してしまっている方には「噛む」は「噛みこむ、噛みしめる、嚙み砕く、嚙み潰す」ことが良いことだと伝わってしまったようです。噛みしめることが習慣化している方には、上下の歯が少し触れるくらいでは「噛んだ」ことにならないのです。まじめな性格の方ほど、噛みしめる、つまり「つよく噛む」習慣が身について、将来大きな健康問題を引き起こします。**本来上下臼歯は臼と杵の関係です。歯と歯が完全に当たる前に寸止めして、咀嚼するのが正しい噛み方です。**歯と歯がギシギシ音を立てる噛み方は力が入りすぎなのです。我々専門家は「よく噛む≠つよく噛む」ではないということを、あらためてしっかりと啓発していかなければなりません。吉田先生は、自分の指を噛んでその噛む力をわかってもらい力を抜いてもらう方法やグミをつぶさずに噛む練習をしてもらい、患者さんに噛む力をコントロールしてもらう方法を臨床に取り入れられています。

「口内ボリューム阻害因子3　オーラルフレイル」

オーラルフレイル

オーラルフレイルとは「Oral」（口腔）と「Frailty」（虚弱）を組み合わせた造語で、口の機能の低下、口の老化のことです。「フレイル」という言葉は、あまり聞きなれないかもしれませんが、「虚弱」「衰弱」をあらわす名称として、２０１４年に日本老年医学会が提唱しはじめ、徐々に知られるようになってきた言葉です。

例えば、お口の筋力が衰えると硬いものが食べることが難しくなってきます。だ液はよく噛むことによって分泌されるので、噛まなくなってくると、だ液分泌量が減少します。だ液には雑菌をやっつけてくれる成分も含まれるので、虫歯や歯周病にかかりやすく、お口の崩壊につながります。また、だ液には消化を助けてくれる成分も含まれるので、胃腸をはじめ全身にも負担がかかってきます。東京大学が高齢者２０００人を対象とした調査で、オーラルフレイルの人は、そうでない人に比べ、４年後の死亡リスクが２・09倍、要介護リスクが２・35倍になると発表しています。

歯の問題、胃腸の問題で楽しいはずの食事の時間が億劫になってしまい、だんだんと全身が衰えていってしまいます。こういう負のスパイラルを断ち切ろうと、厚生労働省と日本歯科医師会では、「８０２０（ハチマルニイマル）運動」を提唱しています。一般的に、歯の本数が20本を下回ると噛む力が著しく低下するので、80歳で20本以上の歯を保つことを目標にこの名前が付けられました。また、２０１８年からは「口腔機能低下症」という病名が健康保険に収載されました。オーラルフレイル対策が健康保険を使って治療できるようになったのです。

老眼は戻らないが老口は戻る

宇宙から帰還した飛行士が、宇宙船から自力で脱出できずに、両脇を抱えながら出てくる姿をテレビ等で観た方も多いのではないでしょうか？　無重力空間で過ごした宇宙飛行士は、重力の影響を受ける地上に比べ10倍のスピードで老化が進むともいわれています。

宇宙飛行士のように短期間で、全身に現れる加齢加速は非常にわかりやすい例ですが、お口のでも確実に加齢加速は進んでいます。お口の中はなかなか見ることがないので、気が付きにくいのです。お口の加齢加速は、老眼と同じように早い人だと40～60代から認められることがわかっています。お口の加齢加速（オーラルフレイル）を放置すると、全身の加齢加速につながり将来要介護の状態になってしまうことがわかっています。日本歯科医師会のホームページには、「オーラルフレイル」について次のような記載があります。

「オーラルフレイル」という新たな考え方の理解

「オーラルフレイル」は、口腔機能の軽微な低下や食の偏りなどを含み、身体の衰え（フレイル）の一つです。これら概念は東京大学高齢社会総合研究機構の辻哲夫特任教授、飯島勝矢教授らによる大規模健康調査（縦断追跡コホート研究）等の厚生労働科学研究によって示され、この研究をきっかけにさまざまな検討が進められています。この「オーラルフレイル」とは、健康と機能障害との中間にあり、可逆的であることが大きな特徴の一つです。つまり早めに気づき適切な対応をすることでより健康に近づきます。この「オーラルフレイル」の始まりは、滑舌低下、食べこぼし、わずかなむせ、かめない食品が増える、口の乾燥等ほんの些細な症状であり、見逃しやすく、気が付きにくい特徴があるため注意が必要です。

オーラルフレイルの状態でお口のトレーニングやストレッチをすると、可逆的に健康な状態に戻ることができます。原始的な動物は、ほとんど口と消化管だけで生きています。そういう意味では非常にタフにできている、少しの刺激でもとに戻る力があるのです。

オーラルフレイルチェック

大きな虫歯、歯周病、義歯の不具合などが原因がないという前提で

□汁物を飲むときむせるようになった

□食べこぼしをするようになった

□滑舌が悪くなった

□口の中に食べ物が残るようになった

このようなことを自分で感じるようになったら、オーラルフレイルのサインです。

・汁物を飲むときむせるようになった

若い頃はビールジョッキでの一気飲みもへっちゃらだったのに、最近は、少したくさん汁物を飲むとむせそうになる。そう感じることはないでしょうか?ビールがお口に入ってから胃袋

に行くまでのプロセスを解説します。
ビールが口に入る⇓舌が口蓋に吸着⇓鼻咽腔閉鎖⇓のど（舌骨）が2～3cmアップ⇓気道に蓋（喉頭蓋）⇓声帯封鎖⇓食道の入り口が少しだけ開く⇓胃袋
舌、飲み込みにかかわるのど周りの筋肉などのものすごい連携プレーによって、ビールは胃袋に運ばれます。一連の動作の関係筋肉の衰えによって、連係プレーに乱れがでると、誤って気道の方にビールが流れ込んでしまうのが、むせにつながります。さらに、これらの筋力が衰えると、誤嚥という飲み物や食べ物が気道に入ったまま、吐き出せなくなる状態になってしまうこともあります。最悪の場合誤嚥性肺炎を引き起こし命にかかわることもあります。

・食べこぼしをするようになった。

食べこぼしには、食事を口に入れる際の食べこぼしと、口に入ってからの食べこぼしがあります。通常食べ物は、唇もしくは前の歯で捕えます。唇と歯がセンサーになり、食べ物の大きさ、形状、硬さなどを感じ取ります。その情報をもとに、唇と前の歯で食べ物を口の中に送り込みます。その後唇を閉じます。この時、唇を閉じる力やタイミングがうまく調整できないとこぼれてしまいます。

食べ物が口に入ると、もぐもぐ食べ、飲み込みます。この時唇がしっかり閉じていないと、食べ物が口の外にでてしまいます。タイミングのズレや唇や口の周りの筋肉の衰えにより食べこぼしが発生します。

・滑舌が悪くなった

「今なんて言ったの?」「もう一度言ってくれる?」などと聞き返されることが増えてきたら要注意です。声は、下アゴ、唇、頬、舌、のどなどを狭めて形を変えて発しています。それぞれの筋肉の衰えや連携不良によって、滑舌が悪くなります。滑舌が悪くなると、しゃべることが億劫になり、なおさらしゃべらなくなり、舌や口の周りの筋肉を使わなくなりがちです。社会生活にも影響が出て、いろいろな意味で老化への悪循環になってしまいます。

・口の中に食べ物が残るようになった

口の中に入った食べ物は、唇、頬、舌の共同作業により歯のある所に運ばれます。そして、歯で咀嚼し、頬や舌の共同作業によりのどに運ばれます。唇、頬、舌の筋肉の衰え、共同作業の連携不調により食べ物が口の中に残りやすくなってしまいます。

のど周りや唇、頬、舌の筋肉の衰えや、協調不調により、お口の老化は進行します。のど周りの筋肉を鍛えることはなかなか難しいですが、唇、頬、舌の筋肉はお口ストレッチによって、筋力や柔軟性を取り戻すことができます。口の衰えは40歳ごろから始まります。あまり不自由を感じることがなく、また、ゆっくり進行しますので、知らない間にすすんでしまいます。早く気づき早く手を打てば健康美を保つことができます。

オーラルフレイルは歯科医院で検査できる

お口の老化チェックで、該当箇所があり65歳以上方であれば、歯科医院で健康保険を使って検査してもらうことができます。２０１８年に「口腔機能低下症」という病気が初めて保険に収載されました。加齢や病気、障害などさまざまな要因によって口の機能が複合的に低下している状態を「口腔機能低下症」と言います。具体的には、特別な器具、問診、視診により

・舌の汚れ
・口の中の乾燥度
・咬む力
・舌、唇の運動機能
・舌圧
・咀嚼機能

・嚥下機能

の7項目を測定し数値で診断します。7項目中3項目以上該当したら「口腔機能低下症」と診断されます。検査結果が3項目未満であっても、検査自体は健康保険で受けることができます。客観的な数値によって診断されることが今までになかったので画期的なことです。特に痛みをともなうような検査ではありませんので、心配な方はぜひかかりつけ歯科医に相談されることをお勧めいたします。歯医者は、虫歯や歯周病を治療や予防するだけでなく、より健康をサポートしていく業態に変身しつつあります。

認知症にも関係

オーラルフレイルは認知症とも密接に関係しています。食べ物が口に入ると、咀嚼筋のほかに、唇、頬、舌など多くの筋肉の連携プレーが始まります。そのため、口の周りにはさまざまな神経やセンサーが張り巡らされていて、脳からの指令が伝わっています。また、歯根膜や舌などの感覚の情報などが脳に送り返されています。良く噛んで食べると、視覚、聴覚、味覚、嗅覚、触覚といった五感の情報も脳に送られます。オーラルフレイルが進行すると、脳への信号、脳からの信号が減り脳の活性化が失われると言われています。実際に歯科医院に来られる患者さんにも、オーラルフレイルが進行すると認知症が急に進んでしまう方がいらっしゃいます。

「口内ボリューム阻害因子4　新しい生活様式」

マスク

新型コロナウイルス感染症予防のため、人と直接接する場合はマスクの着用を求められることが常になりました。マスクを長時間つけていると、暑さや息苦しさから口呼吸になりやすく、口呼吸になると、だ液が蒸発して口の中が乾燥します。

試していただきたいのですが、舌が上顎にピタっとついた状態で口呼吸してみてください。おそらくできないはずです。口呼吸になるということは舌の位置が下がってしまうことになります。舌の筋肉も重力に負けて弱ってきます。また、マスクをしていると、人の目を意識しなくなり、表情を作る機会が減ります。口周りの筋肉を使う機会が減り、筋力が衰える。舌の位置が下がる。乾燥や筋肉の衰えにより口内ボリュームが減少することにつながります。

オンライン

これは、新型コロナ感染症が広がる前から、はじまっていた現象ですが、リアルでの会話が苦手な方が増えています。例えば、歯科医院の予約を取る際、「電話するのが苦手」、「面倒くさい」、「相手の都合を考えるといつかけていいのかわからない」などリアルでの会話を苦手とする人が増えています。メールやＬＩＮＥだと、相手の都合を考えなくても良いので、もしくはこちらの都合で連絡できるという理由でリアルの会話よりも抵抗がない方が増えています。

それに拍車をかけて新型コロナ感染症の蔓延で、オンライン出勤やオンラインミーティングなどが推奨されるようになり、ますますリアルでの会話の機会は減ってきています。オンラインで会話もしますが、リアル会話と比べて、口や表情、声の大小、抑揚などは抑えられてしまいます。つまりは、お口を使う機会が少なくなってしまい、口内ボリューム減少につながります。

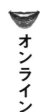

黙食

「黙色にご協力ください」「お食事中の会話が飛沫感染リスクになります」こんなポスターが多くの飲食店ではられるようになりました。飲食店に限らず、学校や職場でも、そして家庭でも黙食が推奨されています。口腔粘膜に食べ物が接触すると、それが触覚刺激となり脳に届き、幸せホルモンであるオキシトシンが分泌されます。「何を食べるかよりも誰と食べるか」と表現されるように、親しい人と楽しい会話をしながらの食事は何よりも代えがたい幸せな時間となります。しかし、今その楽しいはずの食事でのおしゃべりが制限されています。特に高齢者において、黙食が孤食となり、食べる楽しみの消失から、低栄養に陥りがちです。社会的な集まりも疎になり、必要最小限しかお口を使わなくなってしまいました。歯科に来られる方も、急に認知症がすすんでしまったり、うつ病になってしまう高齢者が急増しています。オーラルフレイルが社会的フレイルにつながり、身体的フレイル、精神的フレイルとどんどん負のスパイラルになっていってしまいます。

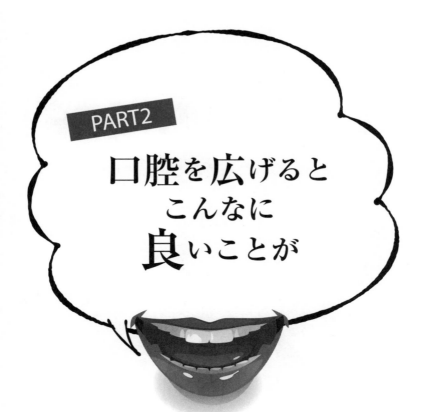

PART2

口腔を広げると
こんなに
良いことが

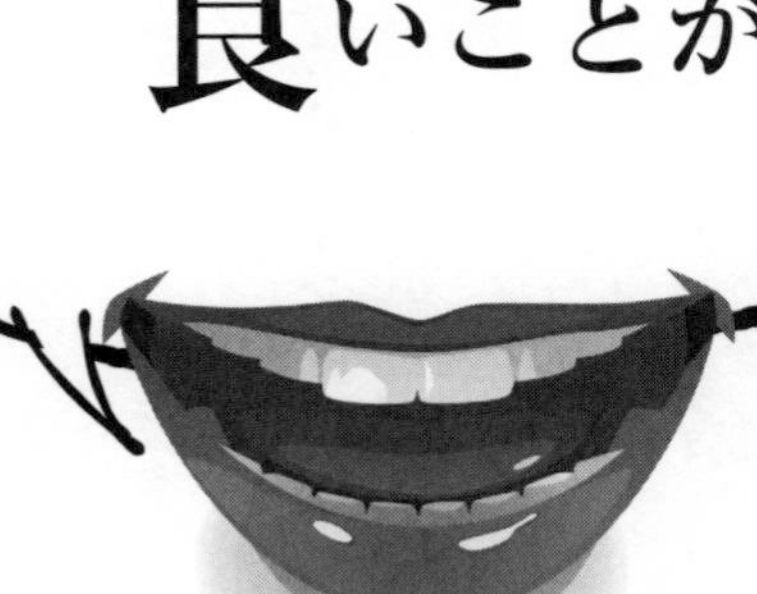

「だ液編」

だ液は炭鉱のカナリア

「Aさん、お疲れがたまっていますね?」「Bさん、もしかしたら花粉症?」「Cさん、何かお薬を飲み始めましたか?」ずっと、歯のメインテナンスで通っておられる患者にお聞きすると、「えっどうしてわかるのですか?」と驚かれます。ずっと通っていてくれる患者さんの体のコンディションは、お口の中のだ液を診ればある程度想像がつきます。そして、ご本人に自覚のない体の変化をも教えてくれます。炭鉱で有毒ガスが発生した場合、人間よりも先にカナリアが察知して鳴き声が止みます。だ液は炭鉱のカナリアと同じように、自覚のない体の変化であっても量や性状などに変化が現れます。

だ液分泌量が減少している患者さんに、だ液を出す施術や指導をするようになってからは、「糖尿病の数値が良くなった」「高血圧が良くなった」「化粧ノリが良くなった」「顔の赤みがなくなった」「良く眠れるようになった」など、お口の状態だけでなく、全身の状態がよくなる方がいらっしゃいます。

元気な赤ちゃんは、よだれであふれています。元気な高齢者は、例外なく良好なだ液が出ています。さんずいに「舌」で「活」と書くように、口の中が良好なだ液で満たされているということは、まさに活きるためのエネルギーに満ちているということです。そして、良好なだ液を出すことに有効なのが、口腔を広げるということです。

お口の中は使わないと狭くなる

カエルの口は臓器ではありません。人の口は消化器官という臓器です。カエルは、食べ物を丸のみするだけなので〝胃より後ろが消化器官〟魚類、両生類や爬虫類の歯は捕食のための歯であり、噛むことはできません。人（哺乳類）は、臼歯で噛むことで消化吸収が容易になり、〝口の消化器官の一部〟になりました。臓器は、常に変化し環境に適応しながら共生します。食べ過ぎが続くと、胃は大きくなり、小食が続くと胃は小さくなります。**口もしっかり機能させれば大きくなるし、使わなければその大きさは小さくなるし、機能も落ちてしまいます。**

前述しましたが、現在、子供たちの歯の数が減ってきています。さらに、だ液量も減ってきています。「かつてはだ液の分泌量は1日1～1．5リットルと言われていたが、今は800ミリ～1リットルくらい」（九州歯科大学　柿木保明教授　命の入り口心の出口　西日本新聞社より）これは口の機能を使っていない証拠です。

お口の乾燥チェック

ここで、お口の中にだ液が減少していないか調べてみましょう。
簡単なチェックにお付き合いください。

□歯肉が腫れている。または歯肉から出血することがある。
□歯肉や舌がかゆいことがある。
□口内炎がよくできる
□滑舌が悪い
□水分を奪われる食べ物（パンやクッキー、焼き芋など）が飲みこみにくい
□唇が渇く。または唇から出血する。
□口の中が乾燥していると感じる

□急に虫歯になるようになった
□ほっぺをよく噛む
□舌に痛みを感じることがある
チェック3つで危険信号です。後頁で紹介するお口ストレッチをお勧めします。 5つ以上は今すぐ歯科医院へ行かれほうがよいでしょう。では、なぜこれらのチェック項目がだ液の減少と関係しているかということを説明していきます。

○歯肉が腫れている。または歯肉から出血することがある。
歯肉は通常、だ液に守られています。傷口にだ液を塗ると傷の治りが早い事はご存じのことと思います。だ液量が減ることにより、歯肉は傷つきやすく、また出血しやすくなります。特に上の前歯の歯肉が腫れていたり出血する場合は、口呼吸による歯肉の乾燥が強く疑われます。
○歯肉や舌がかゆいことがある
乾燥するとかゆくなる、これは歯肉も舌も同様です。
○口内炎がよくできる
口内炎ができやすい人とできにくい人がいます。ポイントは口呼吸。口呼吸の頻度が高くなると、口が乾燥し、雑菌も増えるので口内炎ができやすく、できても治りにくくなります。

○滑舌が悪い

だ液には円滑作用というものがあり、口の中を適度に湿らせ、発音や会話をしやすくします。滑舌が悪いというのはだ液不足の可能性があるのです。

○水分を奪われる食べ物（パンやクッキー、焼き芋など）が飲みこみにくい

同じように、だ液には口に入った食べ物を湿らせ、飲み込みやすくする作用があります。飲み込みにくいという現象はだ液不足の可能性があるのです。

○唇が渇く。または唇から出血する。

この現象は、口呼吸になっているときの一つの症状です。常に唇が乾燥、ひび割れを起こしている方はだ液不足の可能性があります。常にリップクリームが手放せない方は要注意です。また、常に舌で唇を舐めるクセのある方も要注意です。

○口の中が乾燥していると感じる

常に水分を補給しないと口の中が乾燥した感じがある。寝ている時にのどがヒリヒリして何度も目が覚めるという方はだ液不足の可能性があります。枕元には常に水やお茶が必要という方も注意です。

○急にむし歯になるようになった

だ液にはむし歯から歯を守る作用があります。だ液が多いところはむし歯にはなりにくいのです。下の前歯は、大きなだ液腺があり、いつもだ液に浸されているのでめったにむし歯になりません。急にむし歯ができやすくなるということはだ液不足の可能性があります。

○ほっぺをよく噛む

だ液のタンパクにより、頬を含む口の中の粘膜は、感染や損傷から守られています。ほっぺをよく噛むということは、だ液不足の可能性があります。

○舌に痛みを感じることがある

これも、だ液による保護作用、抗菌作用が効いていない可能性があり、だ液不足の可能性があります。

お口が乾燥するとこんな病気の可能性が！口と病気の関係

お口の中が乾燥するととっても不愉快ですよね。不愉快なだけではなく、体の中ではものすごく大変な状態を引き起こしていることがあります。どんなことが起こることがあるのかお伝えしていきます。

○歯周病

8割の成人が罹患していると言われる歯周病。歯周病にはだ液が大きく関係しています。だ液が少なくなると、食べかすが口の中に残りやすくなります。その結果、歯垢や歯石が付きやすくなります。その歯垢や歯石が歯周病菌の住家になります。また、口の中が酸性に傾くことが多いため、歯周病菌が繁殖しやすくなります。その結果、歯周病に罹りやすくなります。

○糖尿病

糖尿病の慢性合併症に「網膜症」「腎症」「神経障害」の「3大合併症」があることは、よく知られています。その糖尿病にもだ液は大きく関係しています。

歯周病菌は炎症を起こした歯肉から血管内に入り込み、インスリン（血糖値を下げる）の働きを邪魔します。その結果、血糖値が下がりにくくなり糖尿病になりやすくなります。血糖値が高い状態が持続すると、だ液中にも過剰な糖が分泌され、これを養分として、口の中の細菌が増殖します。また、糖尿病では過剰な糖を排泄するために尿量が増えます。その結果脱水、口渇になりだ液量も減ってしまいます。歯周病が糖尿病を悪化させ、糖尿病がさらに歯周病を悪化させる負の連鎖に陥ってしまいます。

○動脈硬化

動脈硬化は脳卒中、心筋梗塞、動脈瘤といった命にかかわる大きな病気を引き起こします。その動脈硬化にもだ液が大きく関係しています。

歯周病原菌が歯肉から血管に入り、動脈硬化を誘導する物質が出ます。そして、血管内の血流が流れにくくなってしまいます。狭心症や心筋梗塞、脳梗塞につながることもあります。歯周病の人はそうではない人に比べ2・8倍脳梗塞になりやすいというデータもあります。

○ガン

日本人の3人に一人がガンによりなくなっています。そのガンにもだ液は効果があります。さまざまな発ガン物質をだ液に30秒間漬けると、発ガン作用が急激に低下します。だ液には毒消し作用があります。しっかり噛んで、だ液と食べ物を混ぜ合わせることは、ガン予防にもなります。

＊だ液に含まれるペルオキシダーゼという酵素が、AF－2という発ガン物質の毒性を25分の1に。アフラトキシンB1の毒性もだ液と混ぜると、30秒で10分の1以下に抑え込めるという実験結果もあります。（京都バイオサイエンス研究所所長・西岡一氏）

○肺炎

日本人の死亡原因第4位の肺炎。肺炎発症にもだ液が関係しています。だ液が少なくなり、口の中の病原性細菌が気管に感染すると肺炎を併発します。高齢者だけでなく、若い世代でも、手術後など免疫力が低下している状態では、症状が重篤化して命にかかわります。高齢者の死亡原因の上位をしめる誤嚥性肺炎も、だ液が充分に出る状態をキープできればずいぶん予防ができるのです。

○インフルエンザ

例え、インフルエンザウイルスがのどの粘膜にいたとしても、それだけでは感染しません。それは、のど粘膜には糖タンパクというバリアーがあるためです。でも、だ液が少ないとそのバリアーが破壊されます。そして、インフルエンザウイルスが細胞内に入るようになります。だ液が充分に出ている状態は、その殺菌作用で、細菌数が減り、感染のリスクも減るのです。またインフルエンザウイルスは湿ったところが苦手と言う特徴もあります。歯磨きや、舌磨きがインフルエンザ予防になるとの調査結果もあるほどです。

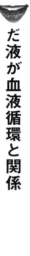

だ液が血液循環と関係

考えてみれば当たり前のことなのですが、お口は全身につながっています。お口の状態は目で確認できるがためにかえって油断してしまいがちです。歯磨きの仕方を確認すると、意外と鏡を見ていない人が多いものです。鏡を見ている人でも顔を見ていてお口の中は見ていない。ぜひご自分の歯ぐきや舌の色を見る習慣をつけてみてください。元気な時と疲れている時では、色や艶が違います。だ液が違うからです。

お口の中の状態が良好だということは、全身の血液循環がよくなっていて、健康状態も良いし、お肌もツヤツヤなのです。口の中の状態を良くするのは、生活習慣、食べ物、歯磨き、そしてストレッチです。

なぜ、だ液が大切なのか

さて、だ液を出さなくするにはどうしたらいいと思いますか。ここではだ液を減らす悪習慣を紹介しましょう。

・口呼吸

だ液が蒸発します。

・運動したり歩いたりしない
血液循環が悪くなり、だ液の出が悪くなります
・前かがみで悪い姿勢を続ける
これも血液循環に関係します
・いつもマイナスな考え方をする
ため息をついてみてください。だ液を外に出しています。
・笑わない
口の周りの筋肉が弱ることも、だ液の出を悪くします。
・しゃべらない
これも口の周りの筋肉を弱らせてしまいます。
・よく噛んで食べない
噛むことでだ液腺が刺激されて、だ液が出てくるのです。
・不規則な生活をする
自律神経のバランスが崩れるとだ液の出が悪くなります。
・暖冷房の効いた部屋にずっといる

だ液の出る感度が鈍ってしまいます。
・湯船につからず、シャワーだけにする
湯船につかることでだ液が出てきます。
・軟らか食を好んで食べる
だ液腺が刺激されません。
・お薬をたくさん飲む
実はお薬の副作用でだ液が出なくなることが多いのです。
・アルコールを呑みすぎる
口が乾燥、脱水を起こします。
・タバコを吸う
タバコの煙自体に害があり、口の中のだ液腺も委縮します。
・パソコンやスマホ、ゲームばかりする
ドライアイとドライマウスは関係しています。
・暴飲暴食をする
自律神経や栄養バランスもだ液の出に関係します。

・昼夜逆転の生活をする

明るい時にだ液はたくさん出ます。明るい時に寝ているとだ液の出は悪くなります。まだまだありますが、このような生活を続けますと、だ液は確実に出る量が少なくなります。いかがでしょうか？おじいちゃんが見ていたら、ものすごく怒られそうです。昔の人は、科学的根拠がなくても、本能的に体に悪い事を知っていたのでしょう。そうなのです。だ液がでない生活というのは、体にものすごく負担がかかってしまう生活なのです。

だ液が出ない良くない生活を続ける⇓だ液の恩恵を受けられないので、健康をはじめいろいろな問題が出る⇓その問題のためにさらに、だ液がでなくなる。このような悪循環をたどってしまうわけです。逆を言えば、だ液のでる生活を意識すれば、健康やヤル気が維持できるということです。

だ液の６つの役割

だ液には大きく６つの役割があります。

その１　美味しさを感じる作用（溶解作用）

食べ物の中の味物質を溶かして、美味しさを引き出す作用があります。余談ですが、私の住む町はとても魚介類の美味しい町です。コリコリしたアワビなど絶品なのですが、最近の子供たちには、アワビはあまり好評ではありません。硬くて味も感じないそうです。しっかり噛んで、だ液と混ぜ合わされることによりうま味が出てくるのですが・・実にもったいない話です。

その２　洗浄作用

だ液の水分で、食べかすや細菌を洗い流します。昔の食べ物は、繊維質も多く、自然そのままのものが多かったので、別に歯磨きをしなくても、だ液だけで口の中は清潔に保たれました。しかし、現在は軟らか食が多いので、だ液だけでは洗浄されないので、歯磨きがとても大切になります。包丁でリンゴを切った後は水洗いだけでもけっこうきれいですが、軟らかいケーキを切ったあとでは、水洗いだけではなかなかきれいになりません。それと同じです。

その３　傷を早く治す作用（抗菌作用）

ネズミには気の毒な実験ですが、面白い実験があります。ネズミの背中を１センチ四方に切り、１匹で飼った場合と、数匹一緒に飼った場合の傷の治り具合を比べました。２日後傷口を調べました。１匹で飼った方は20％しか治っていないのに対して、数匹で飼った方は75％も治っていたのです。ネズミは偉いもので、数匹で飼った方はお互いの背中を舐めあったのです。その結果、だ液の傷を早く治す作用で傷の治りがよかったのです。昔から、小さな傷ならツバをつけておけば治ると言われているのも理にかなっているのです。

その４　中和作用（緩衝作用）

歯って、石のようにかたまっている物質のように思われていますが、実は飲食するたびに、カルシウムやリン酸が溶けだしてします。表面が少し溶けているのです。歯はＰＨ５．５以下で溶け始めます。約20分間溶けて、元の中性に戻るには１時間かかります。その溶けた部分がどうなるかと言いますと、だ液の力で元に戻ります。だ液中のカルシウムやリン酸が、歯を修復してくれているのです。その溶け具合が大きいとむし歯になってしまいます。

＊だ液中和力実験

５ｃｃの水とだ液にそれぞれ０・２ｃｃの塩酸を入れる。

水は方はＰＨ２・３　だ液の方はＰＨ６・０までしか低下しません。

ＰＨ２・３の水を薄めてＰＨ６・０にするためには、なんと５Ｌ以上の水が必要です。

だ液は、水よりも約１０００倍～10万倍も中性に戻す力が強いのです。

その５　歯やほっぺを守る作用（保護作用）

歯の表面に被膜を作り、むし歯の原因菌であるミュータンス菌が入らないようにしてくれています。人の前歯の平均寿命は、上が62年。下が66年と4年も差があります。上の前歯よりも下の前歯の方が4年も寿命が長いのは、下の前歯の内側には、大きなだ液腺があって常にだ液に触れているからなのです。またほっぺや舌もだ液によって、感染や損傷から守られています。

その6　口の中を湿らせる作用（円滑作用）

結婚式のスピーチのように緊張する場面で、声が裏返ってしまう方がいらっしゃいます。それは、緊張によってだ液分泌が少なくなり、口の中が乾いて舌のまわりが悪くなるからです。また、緊張する場面では、食べ物がのどを通らなくなります。だ液分泌が少なくなり、のどが乾燥して、食べ物を胃に運べなくなるからです。だ液は、滑舌よくしゃべったり、食べ物を飲み込むときにでも活躍しています。

だ液の力

ここでは、だ液が実際にどのような力を発揮しているかということを紹介します。

○やせ薬

運動もしないで、食事制限もしないでやせられる夢のようなやせ薬があります。しかも無料。

そんな夢のようなダイエット薬。それは『だ液』です。だ液をしっかり出すように食事するということは

・ゆっくり噛む
・正しい姿勢で食べる
・ゆっくりゆったり楽しみながら食べる
・水やお茶で流し込むような食べ方をしない

ということが必要になってきます。

これができれば、消化・吸収が確実によくなります。血糖値が早く上がり満腹感を感じ、食べ過ぎないようになります。なぜ太ってしまうかというと、早食いをして、体が「お腹いっぱいです」というサインを出す前に、すでに食べ過ぎているからなのです。そして、ダイエットで満腹感が得られないのがまた辛い。その反動で、頑張ってダイエットしてもリバウンドしてしまいます。だ液ダイエットは、栄養障害になることもなく、食べたいのを我慢するでもなく、楽にダイエットができるのです。しかも、習慣化すればリバウンドの心配もありません。

＊フレッチャーイズム（よく噛む健康法）

およそ100年前アメリカでの実話。フレッチャーさんは時計屋の事業が大成功し、40歳で

大富豪。美食家である彼は、家に有名店のコックを雇い、毎日美食を続けていた。身長171cm体重は100キロを超える巨漢となった。体が太ってしまって、食事が美味しく感じられなくなった。コックが悪いから食事がとれないのだと、コックをいろいろ変えてみるが食べ物が美味しいとは思わない。頭がだんだん悪くなり物忘れをするようになる。不眠症や、リューマチなどで悩まされる。名医の評判を聞けば受診し、薬と言う薬は飲んだが、まったくよくならない。そこで、コックが悪いのではなく、自分の胃腸が悪いことに気付く。

胃腸に負担をかけないように、まずよく噛むことから始めた。そうするとだんだんやせてきて、実に良い気持ちで食事も美味しく感じるようになった。やせるほど気分がよくなり、歩いても疲れなくなり、自転車や馬にも乗れるようになった、若い時の運動はなんでもできるようになった。100キロあった体重も70キロになりました。

どんな名医の言ったことよりも、よく噛むことの方がよほど効果のあったこの方法を、たくさんの人に伝え実行してもらいたいと考えた。いろいろな栄養学者を訪ね、これまでのいきさつを話したのですが、〝そのようなことが権威ある学会で発表されたことはありません。偶然、からだが回復したのでしょう。〟とまるで相手にしてもらえません。

生理学のデッテンデン教授は、「俺の学説が正しいはずだ」とフレッチャーを自分の研究室につれていき、その体力などを調べてみたが、彼の説は見事に覆された。それまで彼の説では３０５５ｋｃａｌが人間1日に必要な摂取カロリーで、これをとらなければ生きていけるはずがないというものだった。とうとう教授はかぶとを脱ぎ「フレッチャーの方がずっと上だ」ということで栄養学の常識を立て直すことになりました。

○口臭予防薬

全身の病気の兆候として、口臭があらわれることもありますが、きわめて限定的と考えてよいと思います。口臭の80％以上はお口由来です。そのお口由来の口臭にものすごく関係しているのが『だ液』です。

口の中には、ニオイを起こす細菌とニオイを起こさない細菌とがいます。主に、ニオイを起こす細菌は、酸素が大嫌いです。酸素の少ない環境で活発に活動します。酸素の少ない環境とは、ズバリ、口の中が乾燥した状態です。もう少し詳しく言えば、口の中にサラサラだ液が少なくなった状態の時に、ニオイを起こす細菌は活発に活動し、『揮発性硫黄化合物』というニオイ物質を作ります。夏の暑い日のキッチンの生ごみのニオイ。下水のニオイ。オナラのニオイ。これが『揮発性硫黄化合物』のニオイです。

『口臭』を出さないポイントは、ズバリ　サラサラだ液にあります。サラサラだ液には酸素がいっぱい含まれています。酸素がいっぱいある状態では、ニオイを起こす細菌は活動できないのです。つまり、『口臭』を出さないようにするということは、サラサラだ液を出すようにするということ。サラサラだ液が最高の口臭予防薬です。

○調味料

今晩の食事時、ぜひしてみてほしい実験があります。ごはんをおかずなしで食べてみること。ひたすら噛んで、だ液がでてくる感覚を覚えて下さい。目安は、一口20～30回噛み。そうすると、ごはんが甘く感じてくるはずです。おかずなしでも十分甘くておいしい。少し専門的な話をしますと、だ液中の酵素アミラーゼには、デンプンをマルクトースに分解する働きがあります。ご飯が甘いというのは、このマルクトースのおかげなのです。普段ごはんに味がないと感じる方は、よく噛んでないから、よくだ液をだしていないからそう感じます。

だ液に含まれる酵素によって、お米のデンプンを分解して、甘味を感じるようになります。ゆっくりとよく噛むことで、その食べ物本来のおいしさを引き出してくれます。また、疲れると　すっぱいものが食べたくなったり、ストレスがたまると甘いものがほしくなります。これも体からのサインで、自分の今求めている味覚が、自分の体調を教えてくれているのです。そのサインをくれているのもだ液です。だ液は、食べ物の本来の美味しさを引き出してくれ、自分の体調を教えてくれる最高の調味料です。

○液体歯磨き剤

「何を基準に歯磨き粉を選んでいますか?」患者さんにお尋ねすると、「なんとなくいつもこれ使っているから・・」「家族が買ってくるから・・」「味が気に入っているから・・」「スーパーで安売りしていたから・・」「歯が白くなるから・・」「テレビコマーシャルを見て・・」こんな答えが返ってきます。本当にたくさんの歯磨き粉が販売されていて、どれが良いのか迷ってしまいます。発泡剤が入っている歯磨き粉は、気持ちは良いのですが、泡立つことでしっかり磨けない可能性があります。研磨剤が入った歯磨き粉は、歯に着いた着色はとれて白くなりますが、歯を削ってしまう可能性があります。

私のクリニックでは、むし歯の多い方、むし歯になりやすい方にはむし歯予防に効果のある歯磨き粉。歯周病が気になる方には、歯周病の原因菌を減らす歯磨き粉をおすすめしています。歯磨き剤はお薬と同じように、それぞれの症状や傾向に対して専門家が処方するなら意味があると思います。お口にトラブルが少ない方は必要ありません。お口にそれほどトラブルのない方に私が一番おすすめしたいのが「だ液磨き」です。

だ液には、・むし歯予防効果・歯周病予防効果・口臭予防効果などがあり、飲み込んでも無害です。最も効果的なのが、お風呂磨きです。湯船にゆったりつかると、サラサラだ液が分泌されます。サラサラだ液がたくさん出た状態で、歯ブラシには何もつけず空みがきをする方法です。

○入れ歯安定剤

総入れ歯でありながら、自分の歯のように何でも食べられる方がいらっしゃいます。その一方で、入れ歯が合わなくて、会話も億劫になり、食べたいものも食べられずに、本当に苦労されている方もいらっしゃいます。その大きなポイントが『だ液』です。上顎の総入れ歯が、なぜ落ちてこないのかというと、それはまさしくだ液の力なのです。ガラス板とガラス板を乾燥した状態で重ねあわせてもくっつきませんが、水で濡れた状態だとピッタリくっついて、はずすのが大変なくらいです。この原理で、入れ歯は顎にくっついています。また、入れ歯が痛いということを訴えて、毎日のように歯科医院に来られる方もいらっしゃいます。この場合も十分なだ液が出ていれば、入れ歯の潤滑油になってくれたり、小さな傷なら治してくれるのです。入れ歯が合わないというのは、歯科医師の技量だけの問題ではないのです。

○アンチエイジング剤

だ液の中には『パロチン』という成長ホルモンが含まれています。『パロチン』には、筋肉・内臓・骨・歯などの生育・発育が盛んになり若さを保つ働きがあります。また、だ液にはEGF（上皮成長因子）というホルモンとNGF（神経成長因子）というホルモンがあります。EGCは、体の内外を問わず、皮膚が傷ついたとき修復したり、新陳代謝をする役割を果たしています。いわば、皮膚の若返り因子です。NGFは脳の活性化して、脳を若返らせます。

＊1986年ノーベル生理学・医学賞受賞者　リタ・レビイ・モンタルニチ教授発見

つまり、だ液は皮膚も脳も若返らせるすばらしい体液であるということです。だ液がたくさん出る＝若返る　といって過言ではありません。また、活性酸素は、他の物質とくっついて酸化させると、しみやしわなどの老化やさまざまな病気を引き起こすと考えられています。歯周病の方や、ドライマウスの方は活性酸素が多いという研究結果もあり、お口の健康、とくにだ液が老化に深く関係しています。

○抗アレルギー薬

口は、消化器官です。食べ物をしっかりと噛むことにより、口の中でだ液と混ざり、消化される体制ができて胃に送られる。だ液と混ざることで、体の中に入っていく用意ができるのです。極端に言えば、だ液と混ざらない状態では、どんなに体に良いものでも、体は異物として反応します。異物として反応するから、アレルギーが出るのです。何を食べるかももちろん大切ですが、どうやって食べるかはもっと大切なのではないかと私は思っています。

スウェーデンで面白い研究がありました。親の『だ液』が子のアレルギー疾患に有効ということの検証です。その方法はなんと、親のおしゃぶりを子どもの口に入れるという、なんとも原始的と言うか、画期的な方法で検証されました。その検証結果がまた驚くような結果です。18か月児童で、喘息の発症リスクが9割、アトピー性皮膚炎のリスクが6割減少していたというのです。

普通の確率でいうなら、10人喘息になるところが、1人だったということです。186人の母親から生まれた子どもを調べた結果とのことで、ある程度信頼がおけます。ただし、だ液からむし歯の原因菌や歯周病菌が感染してしまうこともありますので、親のお口の環境が良好でないと、歯科医師としてはお勧めできない方法です。また新型コロナウイルス感染症やインフルエンザが流行している時はおやめください。

3つのだ液腺

お口の中には大きなだ液の出口が3種類あります。

①耳下腺（左右2つ）

唇を閉じた状態で、舌でほっぺを舐めてみてください。奥から2～3番目の歯のほっぺの横に、やわらかい少し突起したもの（直径2～3ｍｍ）を舌の先で感じることができます。これが、耳下腺から出るだ液です。全だ液の25％程度出ます。耳下腺から出るだ液はサラサラのだ液です。余談ですが、おたふくかぜはこの耳下腺が炎症を起こしたものです。

②顎下腺

ここは一番だ液がたくさん出るところです。全だ液の70％がここから出ます。舌を上に挙げて、美味しいものとかすっぱいものを想像してみてください。だ液がでるところが確認できるかもしれません。大部分がサラサラだ液。少しネバネバだ液がここから出ます。

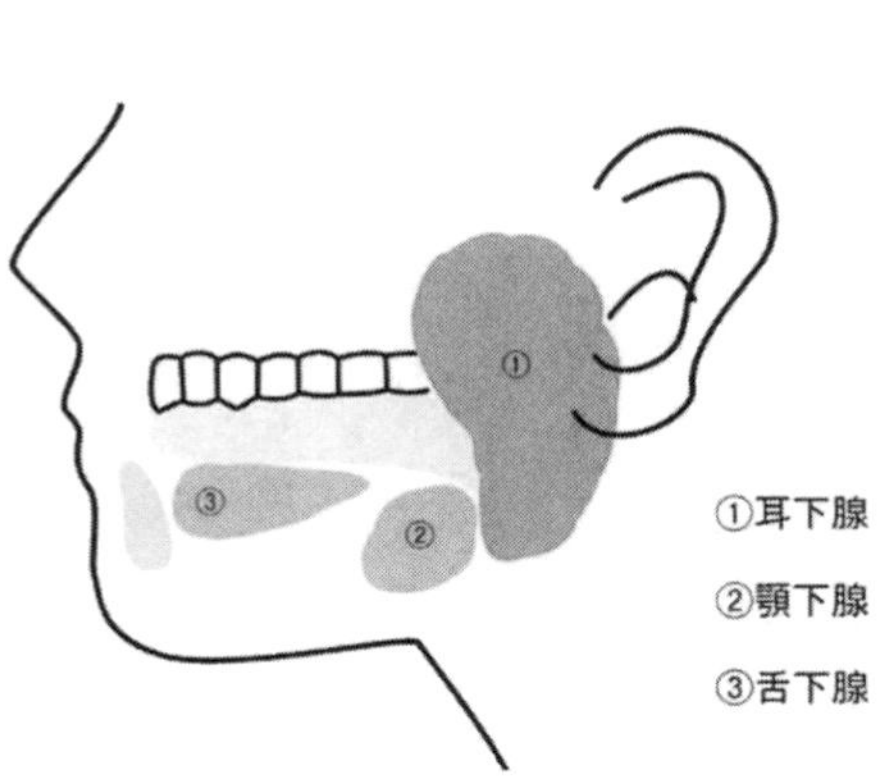

だ液を出す場所について

③舌下腺

３つのだ液腺の中では一番小さくて、舌の裏側の付け根付近にあります。少し探すのが難しいかもしれません。ここから出るだ液は、ネバネバだ液です。

その他、口の中の粘膜に、数百個の小唾液腺があります。

ほかに、歯肉溝滲出液《しにくこうしんしゅつえき》といって、歯と歯肉とのすきまからでてくるだ液もあります。

だ液の状態であなたの健康がわかる？

だ液を性状で分類するとネバネバだ液とサラサラだ液に分類されます。状況によってだ液の性状が変わります。

イメージしてみてください。小春日和でポカポカ陽気。あなたは、森林浴をしています。マイナスイオンをたくさんあびて、日ごろの疲れも癒されます。かんきつ類の甘い香りが漂っています。あなたは大きく深呼吸をしました。口の中はだ液で潤っている感じがします。（この時でているのが、サラサラだ液です）

その時、カサカサと木の枝が何かと触れ合う音がしました。そちらの方を見ると、大きな熊がいるじゃないですか。あなたは自分でも急激に筋肉が硬直するのがわかります。心臓がバクバクして口が半開きになり、浅い呼吸になりました。のどがカラカラになり、思わずツバを飲み込みましたが、のどがゴクリというのが聞こえました。（この時出ているのが、ネバネバだ液です）

大雑把に表現すると、サラサラだ液は、リラックスしている時に、ネバネバだ液は、外敵から攻撃の危機があるなど緊張している時に出ます。ネバネバだ液の中には納豆やオクラにも含まれるネバネバ物質が多く含まれます。細菌を絡め取り体内に侵入するのを防いだり、粘膜が傷つくことから保護します。サラサラだ液は、安心な状況で、一家団欒でゆっくり食事をするときに消化酵素をたくさん含むだ液がでて、ネバネバだ液は攻撃にあった時に出て、傷ができても軽症で済むように、毒性のあるものが体内に入るのを防いでくれるように体が反応してくれています。

＊養生訓（貝原益軒　約３００年前）

養生訓《ようじょうくん》は約３００年前に貝原益軒という儒学者が書いた健康本です。『養生訓』という名前からして、病気になってからの静養の仕方が書いてあるとイメージしがちですが、実は健康寿命を延ばす方法が書いてあります。

養生訓の中に歯や口にまつわる健康法も書かれているところがあります。
・古人曰く「禍は口より出て、病は口より入る」
・食後は口の中を湯や茶ですすぎ清潔にする
・つま楊枝で歯の根を深く刺すと歯ぐきを痛める
(歯の根が浮いて動きやすくなる)
・だ液は大切なものであり、吐いてはいけない。飲み込んで内臓を養う
薬のなかった時代にはだ液は健康の体液として飲み込むことを推奨していたのですね。
(「ふしぎ・ふしぎ噛むことと健康」　岡崎好秀著　デンタルエコー　より)

歯医者は熊?

少し専門的な話をすると、ネバネバだ液は交感神経が優位になるときに、サラサラだ液は副交感神経が優位になるときに出ます。交感神経とは「闘争の神経」とも言われ、エネルギーを消費し、体を活動的な方向に向ける時働きます。緊急型、活動型の神経。副交感神経とは、エネルギーを蓄積し、体を安静にしている時に働く神経で、休息型、体力回復型の神経です。同

じ食事でも、ゆっくり食べるとサラサラだ液。急いで食べるとネバネバだ液がでます。

人の体は本当に良く出来ています。良く出来過ぎて、考えるだけで体が反応してしまうことがあります。例えば、歯科医院に行くと考えると、それだけで心臓がどきどきする。という方もいらっしゃいます。そういう方は、歯科医院に行くということを考えるだけで、体が熊と会った時と同じ反応をして、ネバネバだ液がでます。苦手な上司のことを考えただけで、熊といっしょの反応。祖姑さんのことを考えると、熊といっしょの反応。大きな商談を前にして、熊と同じ反応。をしてしまいます。

本書では口腔を広げて『だ液』を出すことをすすめていますが。ネバネバだ液は、どんなに頑張ってもだ液総量の2割に満たないので限界があります。しかも、体が緊張状態になりますので、ただでさえ、緊張が続く現代の方には意識してサラサラだ液を出していただくことを推奨しています。

動物は食べ物を食べても美味しいとかマズイとかは関係ありません。生きていくための栄養源となれば良いのです。脳の噛む部分の血液しか増えません。人だけが、家族や友人と、楽しくおしゃべりをしながら食事が出来ます。そして、楽しく、ゆったりとした気持ちで食べる時、サラサラだ液は出るのです。そして、サラサラだ液が出るような食事をするときに、人間が最も発達した大脳の前頭葉が働きます。つまり、人が人らしい食事とは、サラサラだ液が出る食事の仕方ではないかと体が教えてくれているような気がしてなりません。

コラム　かかる軍人ありき 一軍医の記録 伊藤桂一著（光人社）より

昭和21年、敗戦後の中国でも出来事。上海から日本へ戻る船が出ていました。軍人たちは、中国全土から飢えと戦いながら上海に集まりました。

しかし、現地の衛生状態は悪く、上海では毎年のようにコレラが発生していました。そして、ある日とうとう兵隊の中から、とうとうコレラ患者が出てしまいました。このままでは、コレラが広がりパニックになります。

しかし、戦争で負けた直後で、消毒薬すらありません。何の対策も浮かびません。その時、ある軍医が出した手段が「食事中、食後しばらくは一切水分を口にしない」というものでした。唯一残された方法は、だ液と胃酸による殺菌しかなかったのです。

そして、日本へ帰りたいがために誰もがそれを守りました。おかげで一人の2次感染者も出さずに済んだのです。

「美容編」

二重アゴの中身は〝舌〟だった

太っていないのに二重アゴになっている人。実は重なったアゴの中身は〝舌〟なのです。舌の筋肉が衰えて、下がってしまい、舌の根本部分がどんより収納されているのです。〝舌〟は大きな声を出す、歌う、笑うなどで動かすことで、自然と筋力が保たれます。しかし昨今は人と人のつながりが疎になり、また会話以外のコミュニケーションの方法が充実してきたために、〝舌〟を使う機会が減ってきています。さらに、新しい生活様式によるマスク常用習慣が、〝舌〟を使わないことに拍車をかけています。二重アゴは見た目だけでなく、いびき、睡眠、呼吸、嚥下といった健康にも大きく関係しています。

舌は筋肉でできているため、舌ストレッチで、二重アゴは改善することができます。

舌位チェック

姿勢を正して、そっと口唇を閉じてください。その時に〝舌〟はどこにありますか？

○舌の先が上の前歯の付け根の後ろあたりにあり、前歯にはギリギリつかない一。基本は舌は上アゴに収まっているのですが、真ん中だけが上アゴに密着していない状態。

△舌の先が上の前歯や上下の前歯の間にある。舌の一部が口蓋に付かず、宙に浮いている状態

×舌の先が下の前歯に触れていて。全体が低い位置にある状態。

△×の方は、舌の筋肉が弱ってきている可能性があります。舌ストレッチをおすすめします。

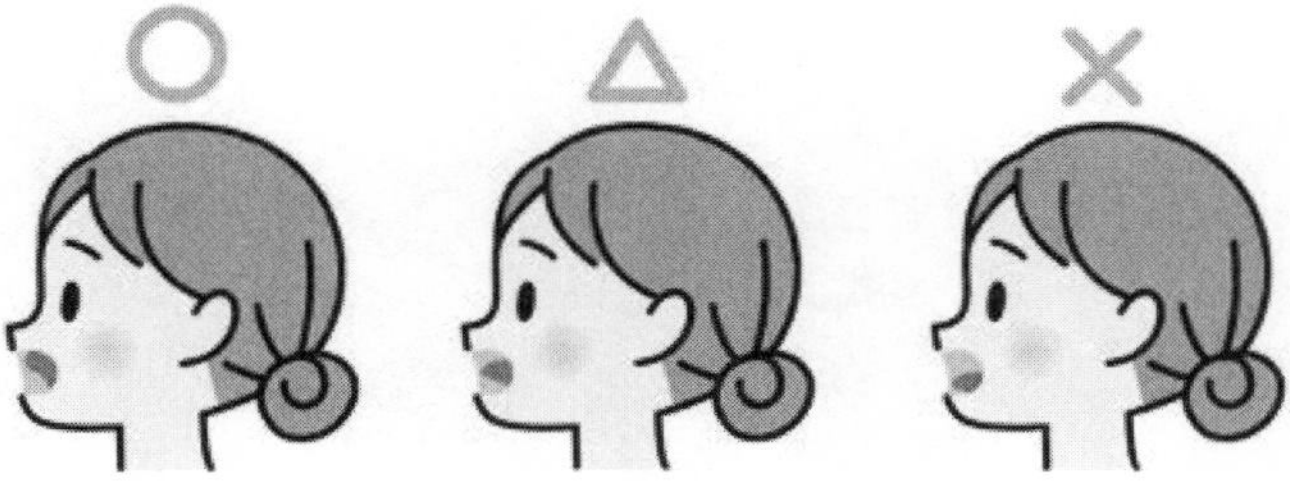

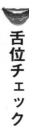

＊舌は上アゴにピタっとくっついているのが正常です

舌筋の衰えは〝かみグセ〟を誘発する

下アゴは口を閉じるとき働く筋肉と舌自体が体幹筋を持ちあげることでバランスをとっています。舌筋が衰えると、舌筋が分担していた分の下アゴの支えを、口を閉じるときの筋肉で補正することになります。その結果、口を閉じる筋肉たちがオーバーワークとなり、慢性筋肉疲労を起こしてしまいます。〝かみグセ〟になることで、その負担を歯にも求めてしまいます。舌筋の筋力不足、柔軟性の不足は〝かみグセ〟を誘発してしまうのです。

マリオネットラインも舌の重力

マリオネットラインとは、腹話術の人形のように口角から、アゴ下にかけてできる線を言います。二重ほうれ

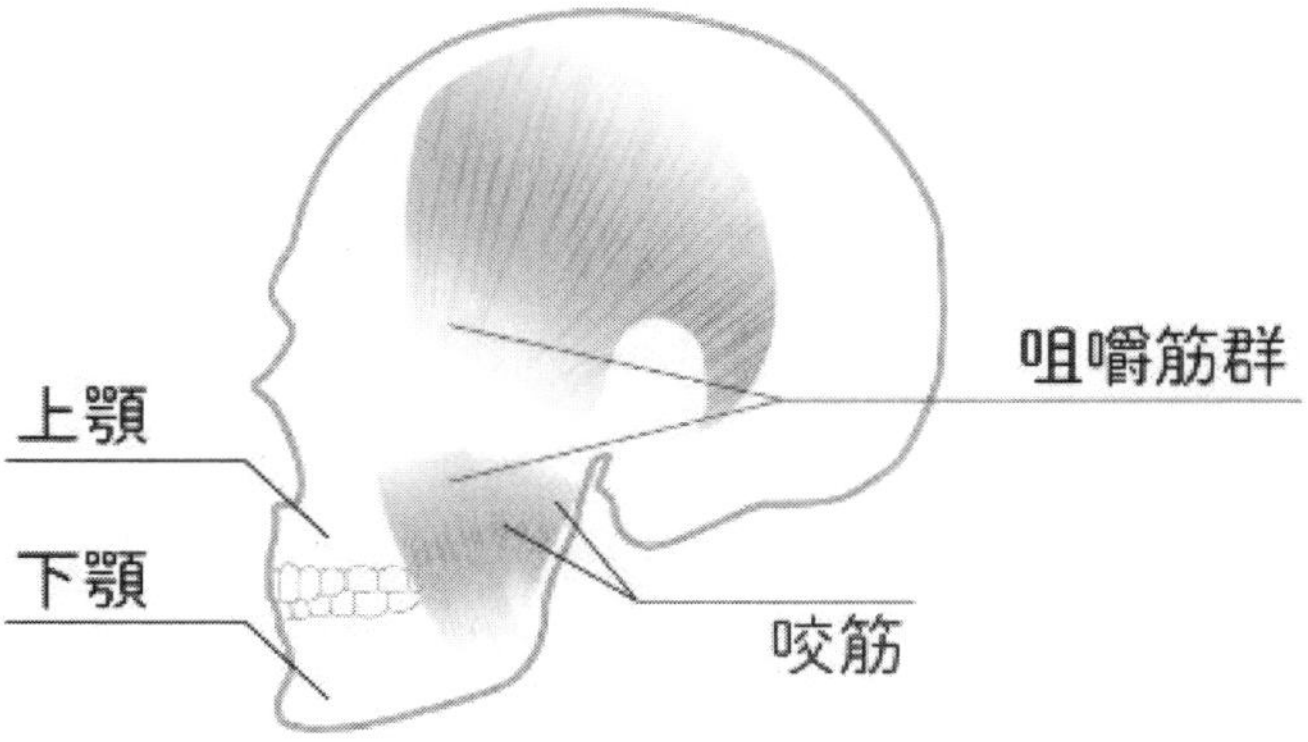

＊舌筋が衰えると、咀嚼筋群がオーバーワークになる

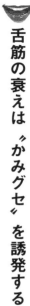

い線と言われることもあり、実年齢より老けて見えやすくなります。このマリオネットラインにも舌の重力が関係しています。舌が下がると舌骨が下がります。舌骨と下アゴは筋肉で直接つながっているので、下アゴが下後ろ方向に引っ張られてマリオットラインが目立つようになります。それにプラスして表情筋の重力も加わるとなおさら目立つようになります。

舌は姿勢や体形の操り手

ブリタニカ国際大百科事典によると、舌骨は「舌根中にあって下顎骨と咽頭上端との間にあるU字形の小骨で、幼年期には軟骨であるが、成人では骨化する。中央部の体、および両端部の各1対の大角と小角から成り、舌を支え、いくつかの舌筋の起始部となり、開口運動に関与する。茎状突起や下顎骨などとの間は、筋や靱帯で結合されているが、どの骨とも関節を形成せず、まったく独立している。」となっています。アゴと首の間にあり、他の骨とつながらず関節がありません。触ると膝のお皿のように動きます。骨とつながっていないので、筋肉や靱帯によって宙ぶらりんに浮いていていています。そして、筋肉や靱帯によって、頭や胸、背中、気管にもつなっがていています。舌骨は舌の台車的な働きもしています。操り人形を想像してもらうとわかりやすいと思うのですが、舌骨の動きにより姿勢や体形までもがコントロールされています。そしてその舌骨の動きを操っているのが、アゴや舌ということになります。日常生活で舌骨を意識的に動かすことは難しいですが、アゴや舌を動かすことは可能です。アゴや舌が自由に動くことができればできるほど、姿勢や体形までもがコントロールしやすい状態であると言えます。

舌ストレッチが、ウエストのくびれを取り戻す？

舌の魅力にとりつかれ、その重要性を啓発されている歯科医師がいます。神戸市東灘区〝歯科りりあ堂〟の山下真有美院長です。「舌が筋肉の塊」であることの意味を求め、アメリカのアリゾナ州で開催されたアナトミートレインの人体解剖コースに参加されました。その時の様子をユーチューブ動画で「8体あった・・ご検体すべての舌を引っ張った。そうしたらすべてのご検体の肛門がきゅっと引き締まる」という体験談を話されています。

〝舌〟は体幹筋の延長です。舌⇓（舌骨）⇓胴体（体幹）⇓骨盤底筋群　というつながりになります。年を重ねると、内臓も重力の影響を受け下垂します。つまり胴体（体幹）が下がりま

す。舌骨が下がり、舌も引っ張られて下がってしまいます。舌筋の衰えだけでなく、体幹の衰えによっても舌は下がってしまいます。

この場合も舌ストレッチで解決できます。舌筋の筋力や柔軟性を取り戻すことで、重力に抗うことができます。クラインフォーゲルバッハの運動学によると「末梢の筋の活動は、より中枢系の筋が補償する」とのこと。つまり、**舌の硬さや過剰な筋活動を改善することで、体幹機能の向上につながるということです。**体幹トレーニングに舌ストレッチを加えることで、下垂した内臓が重力に抗うことにつながり、ウエストのくびれを取り戻すことに貢献します。

猫背も、舌の筋力不足

舌が筋力不足で重力の影響を受けるとその位置が下がります。舌骨の位置も下がります。舌骨と下アゴは筋肉でつながっているので、下アゴが引っ張られて後方にいきます。下アゴが後方に行くと、体のバランスをとるために頭部は前に傾きます。そのバランスをとるために背中が丸くなり、いわゆる猫背の状態が出来上がります。逆もなりたち、猫背の人は舌の筋力不足になります。舌の筋力不足が先か猫背が先かはコロンブスの卵ですが、美しい姿勢を保つためにも、舌ストレッチは有効です。

舌自体が感覚器官＆大脳を守っている

「The New England Journal of Medicine」という世界一影響力があると言われている臨床医学ジャーナルの中で「プロサッカー選手が高齢になった時に、認知症やパーキンソン病など、脳の神経変性疾患で死亡する頻度が3・5倍高かった」という研究結果を受け、2020年にイングランドサッカー協会（FA）は「11歳以下は原則ヘディング禁止」を打ち出しました。アメリカは以前から、年齢によるヘディング禁止を掲げています。

舌は脳からの指令に従って動いているだけでなく、それ自体が感覚器官です。舌で知覚した感覚が脳に届いて、脳に影響を与えています。そして、舌自体が筋肉の塊であり、縦横無尽に

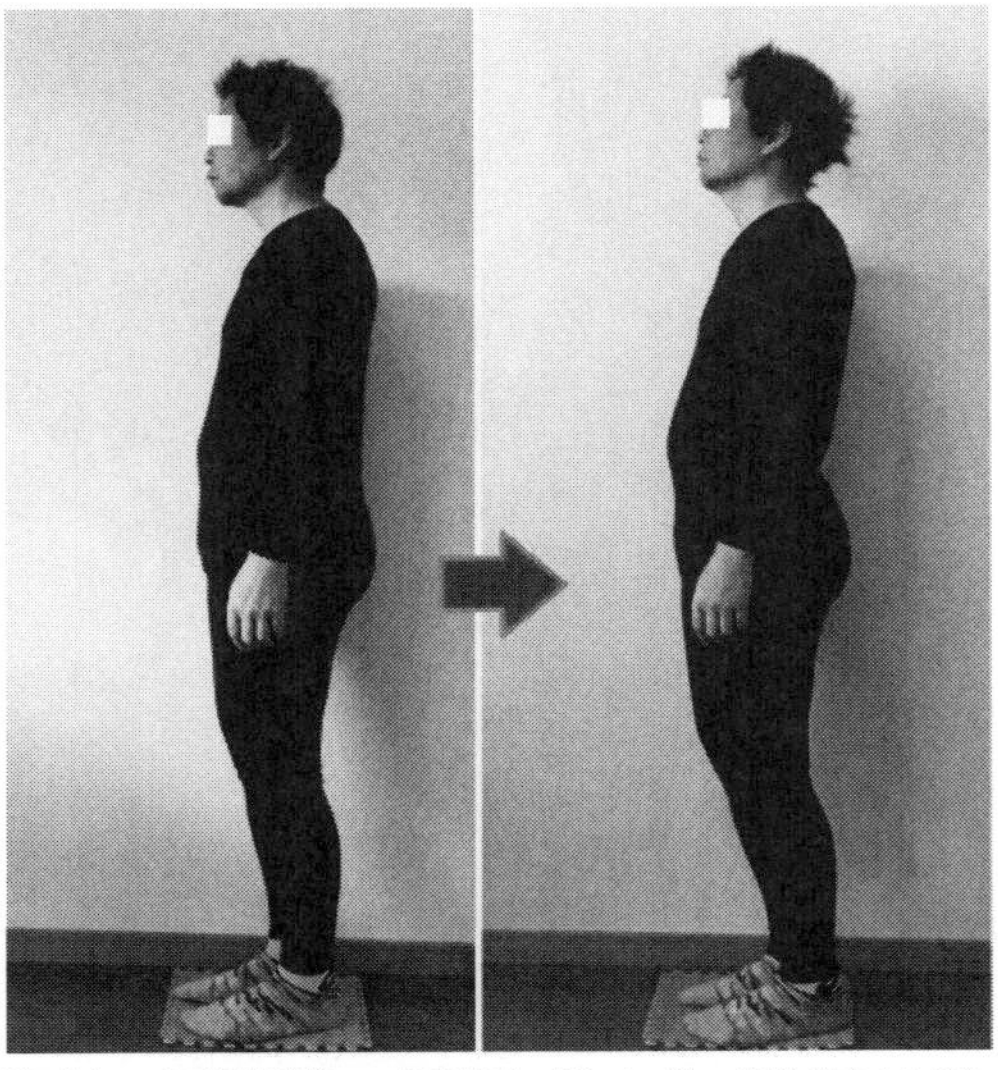

舌ストレッチで姿勢改善　＊写真提供：Blisste Rise 理想ボディメイククリエーター®成田美里様

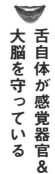

可動することで、大脳をショックから守っています。〝かみグセ〟があり、安静空隙が消失した状態、舌の位置が下がっている状態、舌の筋力不足、舌の柔軟性不足は大脳に直接刺激が伝わってしまいます。それに加え、噛む力が強すぎる場合、咀嚼毎に軽いヘディングの衝撃を大脳に伝えているのと同じことになってしまいます。

コラム　〝かみしめるとスポーツパフォーマンスが向上する〟は幻想

瞬発力がいるスポーツの場合、食いしばった方がより力が出せると思っている方も多いのではないでしょうか?それ幻想です。「動的なスポーツ時には、歯をかみしめて力を発揮するというよりも、力を発揮しやすい位置に下アゴを固定する。」のです。つまり、力を発揮しやすい位置に下アゴが移動しやすいような、歯並び、口の中の空間の広さ、舌の柔軟性が大切ということです。まだまだ日本人アスリートの方も健康のためにスポーツをしている方にも「歯を食いしばって頑張る」ということが、習慣になっている方がいらっしゃいます。その結果、晩年歯がボロボロになってしまいます。健康のためにしていることで、歯がボロボロになってしまっては。あまりにも悲しいことです。特に陸上競技や球技などの動的スポーツでは、かみしめることとスポーツパフォーマンスには無関係です。どうぞ〝かみグセ〟にならないようにご注意ください。

〝かみグセ〟が治ったら、顔イボが消えた！

実は私も二次性の〝かみグセさん〟でした。「一人で」「黙々」「集中して」「下を向く姿勢」が二次性〝かみグセ〟の危険因子なのですが、歯科医という仕事は、まさにドンピシャの条件が揃います。それと経営者としての日々のストレスも拍車をかけます。開業歯科医師というのは、実に〝かみグセさん〟になりやすい職業代表のようなものです。私の口の中にもその証拠が現れ始めました。舌はギザギザ、ほっぺにスジ、歯もすり減ってきました。私は、作業性＋ストレス性の〝かみグセ〟、それに加え就寝中も何やら舌や頬に強い圧をかけているようでした。日々、〝かみグセ〟のある患者さんが将来どうなっていくかを目の当たりにしているので、そろそろ真剣になって〝かみグセ〟を改善しないと、健康で幸せな中高年人生を満喫できないと考え、〝かみグセ〟改善法に取り組んだのです。

まずは、前述した「行動変容療法」。歯科チェアやパソコンにシールを貼り、気づいたら「歯

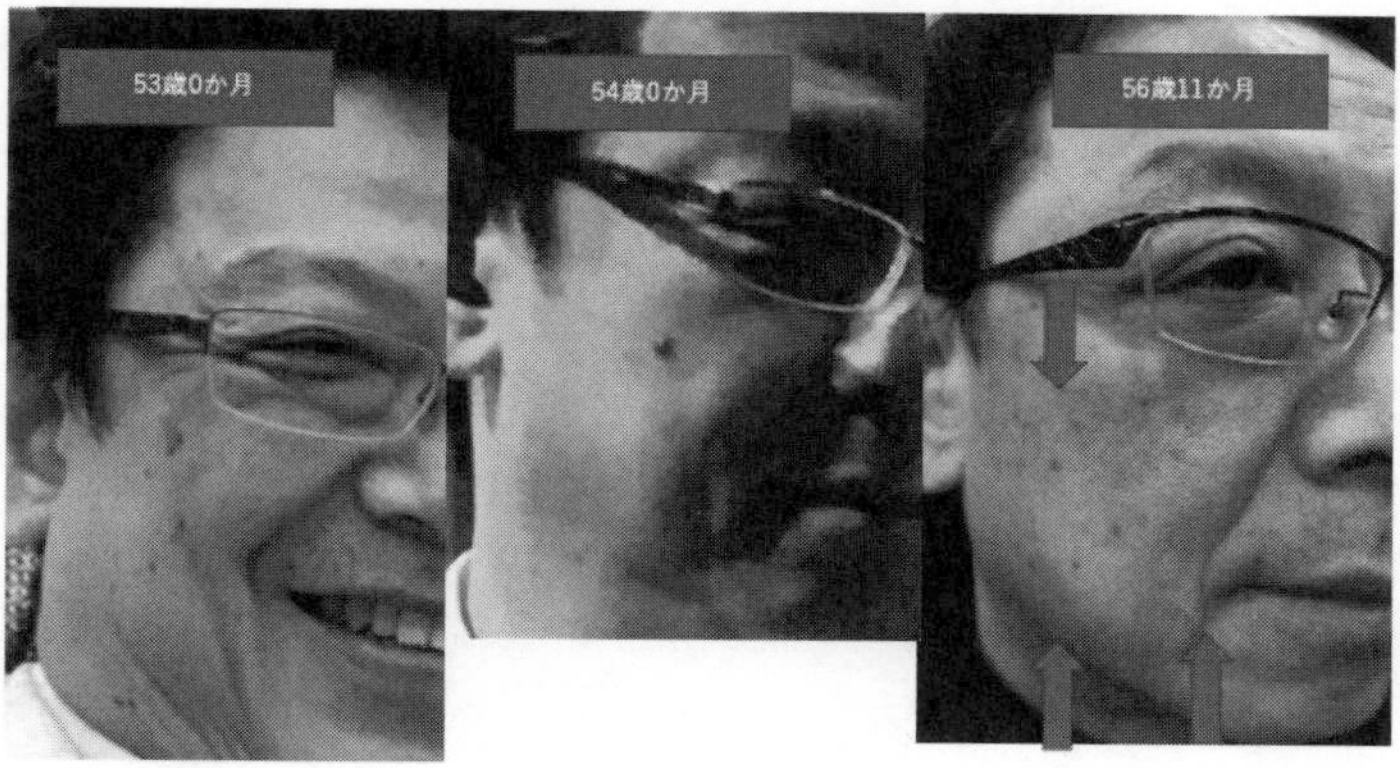

＊シミ（左写真）⇒イボ（中央写真）⇒イボ消失　アゴ出現　マリオネットラインが薄くなる（写真右）

を離す」。これを繰り返しました。元来が飽き性の私は、何度かトライ&エラーを繰り返すも、結局長続きせずにあきらめてしまいました。不良患者ですね（笑）。

次に取り組んだのが〝お口ストレッチ〟です。〝かみグセ〟によりお口の周りの筋肉が緊張しているのであれば、頻繁に筋肉をほぐしてあげれば症状は少しは改善するのではないかと考えたのです。表情筋や口周りの筋肉や舌は経験上、口の中からほぐした方が効果が高いことはわかっていました。朝晩の歯磨きあとに口の中をストレッチすることを習慣づけました。「行動変容療法」脱落組み私にはこちらの方が合っていたようです。お口の中に現れていた〝かみグセ〟の兆候が消え始めました。そしてそれ以上に驚きの現象が起きたのです。〝お口ストレッチ〟をはじめ2週間くらいした頃、私の右頬にあった顔イボがなくなったのです。

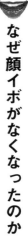

なぜ顔イボがなくなったのか

40代後半くらいから、右の頬骨のあたりに、わりと大きなシミが出来はじめました。それを放っておいたら、だんだんと盛り上がって顔イボのような状態になりました。気にはなっていたのですが、外科的にとるほどのモチベーションもなく、そのまま放置していました。〝お口ストレッチ〟をしてから顔イボが消えて、なぜ顔イボが消えたのか。私には思い当たることがありました。〝かみグセ〟による筋肉の緊張は、お口を閉じる筋肉に一番緊張を与えます。お口を閉める働きをする大きな筋肉は4つあります。

・咬筋
・側頭筋
・内側翼突筋
・外側翼突筋

この4つです。

口を閉じる働きをする4つの筋肉は、すべて頬骨の内側を通っています。口の中からだと比較的簡単に4つの筋肉をストレッチできます。だから私は、〝かみグセ〟改善のために頬骨の内側を口の中からストレッチしておりました。**逆説的に考えると、口を閉じる働きをする筋肉が、〝かみグセ〟により、慢性筋肉疲労（いわゆるコリ）を起こし、血行不良となり、私の顔イボができていた。そして、その血行不良を改善することで、顔イボが消えたと考えるほうが自然です。**

そういう目で、〝かみグセさん〟を観ると、多くの〝かみグセさん〟の頬（美容的にCゾーン）に、シミができているということに気づきました。Cゾーンのシミは紫外線が原因しているこことは知られていますが、〝かみグセ〟が原因している可能性があることは知られていません。

シミ以外では、〝かみグセ〟のある方に

・ほうれい線が深くなる
・目や眉の位置が下がる
・鼻の穴が小さい

という傾向があることもわかってきました。

ほうれい線も〝かみグセ〟のしわざ？

〝お口ストレッチ〟を始めてから、もう一点、私の顔に変化が起きました。ほうれい線が薄くなり始めたのです。実験的に、何人かの方に協力していただき、私がした〝お口ストレッチ〟を2週間ほど試してもらいました。そうすると

・ほうれい線が薄くなった
・目の位置が上に上がった
・リフトアップした

という声が聞こえてきました。

考えてみれば、ほうれい線というのは、頬骨の内側の口を閉じる筋肉群が、血行不良を起こし重力に負けて、目立ってしまったものと考えることもできます。それを〝お口ストレッチ〟をすることで、筋肉群の血行不良が改善され、重力に負けない柔軟性を取り戻し、ほうれい線が目立ちにくくなるという

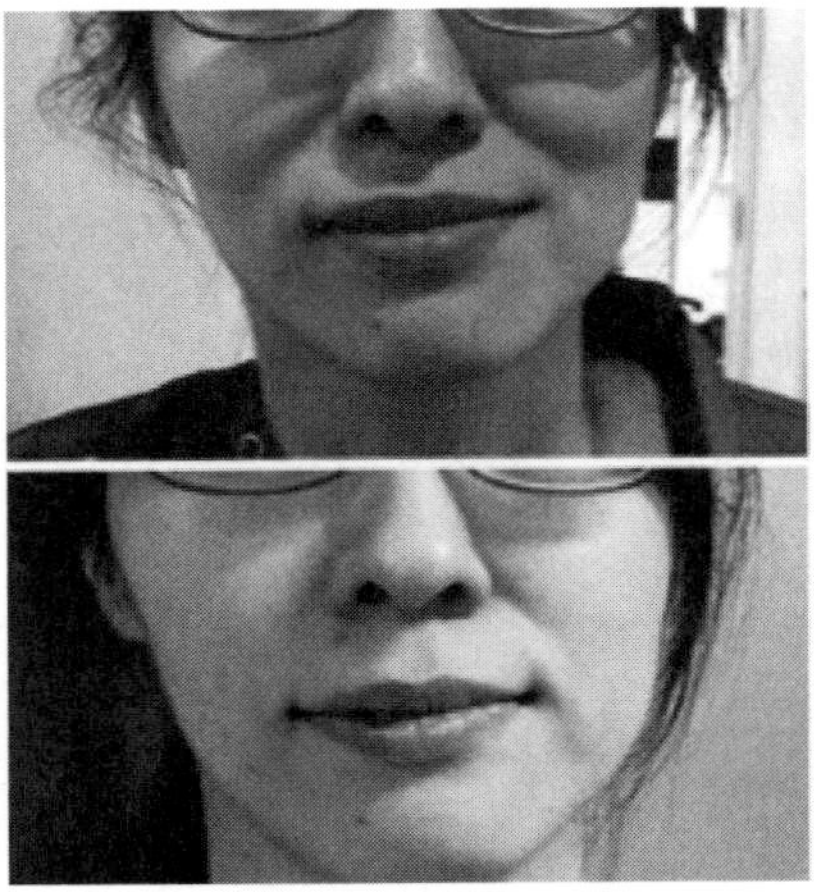

＊30代女性　お口ストレッチ前（写真上）　1週間お口ストレッチ後（写真下）「ほうれい線が薄くなり、頬の位置が上がりました」

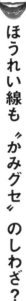

ことは理論上なりたちます。リフトアップも同様に考えられます。目の周りには眼輪筋といって、目の周りをグルグル巻きにしたような筋肉があります。口の周りには口輪筋といって、口の周りをグルグル巻きにしたような筋肉があり、眼輪筋と口輪筋は縦の筋肉（上唇挙筋、上唇鼻翼挙筋）で、上下につながっています。その縦の筋肉をストレッチすることで、目の位置が上がるのも説明がつきます。〝お口ストレッチ〟は、美容的に大きな効果があってもおかしくないということです。

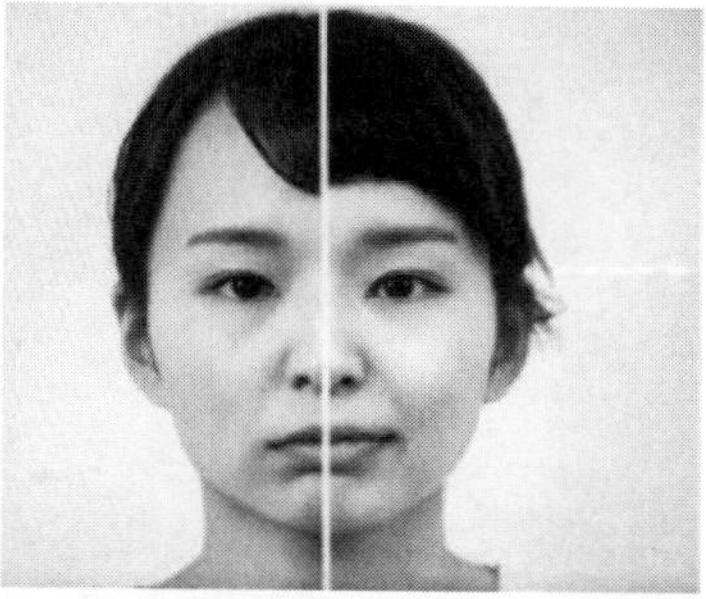

＊20代女性　左側のみお口ストレッチ「アゴ下がスッキリして、頬、眼の位置が上がりました」

〝かみグセ〟でお顔が大きくなっていく？

例えば、若い頃は、すごく小さなお顔で華奢なイメージだったアイドルの方が、中年以降お顔が大きくなってくる方がいます。一方、年齢を重ねられてもいつまでも小顔の方がいらっしゃいます。この違いは、何かと歯科的に考えた場合、私は〝かみグセ〟が大きく関係しているのではないかと考えています。お顔が大きくなる方は、頬骨から下の顔面部が大きくなります。

顕著に現れるのが顎下部いわゆるエラの部分の張りです。この部分は、口を閉じる大きな筋肉（咬筋）があるところです。〝かみグセ〟は、特に口を閉じる筋肉が緊張してマッチョになります。エラ部分が大きくなり、頬骨の内側にも、お口を閉じる筋肉が走っているため大きくなります。

ちなみに、美容整形で行うエラボトックスとは、咬筋にボトックスを注入することで、筋肉を委縮させます。ボトックスとは、ボツリヌス菌から抽出されたタンパク質の一種で、一過性の筋肉麻痺を生じさせることにより咬筋を細くする治療です。マッチョになってしまった咬筋に活動を辞めさせて小顔にします。なぜ咬筋がマッチョになってしまうかというと、〝かみグセ〟が原因です。〝かみグセ〟がなければ、そもそも咬筋によるエラ張りはありません。そう考えると、だんだんお顔が大きくなってしまう方とそうではない方の違いが見えてきます。

口の中からのアプローチが効果絶大なわけ

〝かみグセ〟により、お口を閉じる筋肉が過度の緊張をしてしまい、血行不良を起こします。通常筋肉は、適度な運動をすることで、収縮と弛緩を繰り返します。また、構造上、静脈には逆流をふせぐ弁があり、筋肉が収縮すると血液を流す作用があります、これを「筋肉ポンプ」

と言います。〝かみグセ〟のある方は過度の筋肉の緊張により、「筋肉ポンプ」がうまく働いていません。「筋肉ポンプ」がうまく働いてくれれば、慢性筋肉疲労は改善されるはずです。

実は、**表情筋の慢性筋肉疲労を改善するのは、お顔の表面からのストレッチよりも、お口の中からの方が適しています。と言いますのも、お顔の表面からのストレッチですと、皮膚があります。**皮膚は伸びると痛いのです。そして、無理に伸ばすとたるみの原因にもなります。小顔矯正を芸能人が受けられるようなテレビ番組の企画を観ることがあります。「痛い！痛い！」と悶絶し、30分程度の施術を受けて、でもスッキリ小顔。「筋肉ポンプ」を動かしているのです。皮膚は伸ばすと痛い。しかも顔の筋肉はミルフィーユのように何層にもなっていて、より深部の筋肉をストレッチする方が効果があるので、あのような手技になるのだと思います。筋肉の解剖学的、生理学的なことを理解していないとできない素晴らしい技だ

〈筋肉ポンプ〉

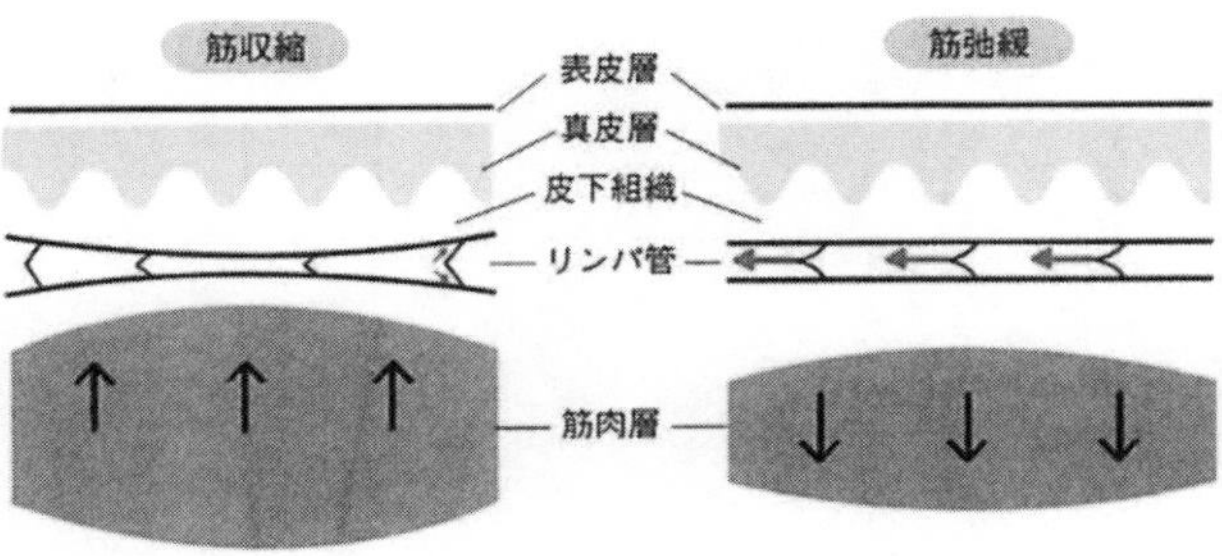

＊図上部がお顔の皮膚　下部がお口の中　お口の中からだと皮膚を介さず筋肉をストレッチできる

と思います。

しかし、お口の中からだと比較的簡単「筋肉ポンプ」を動かすことができます。なぜなら、**お口の中には皮膚がなく、粘膜のすぐ先は筋肉なので、直接痛みなく筋肉をストレッチできるからです。しかも、顔の表面から深部の筋肉は、口の中からだと浅い部分にある筋肉ということなります。コツさえつかめば、自分で小顔矯正ができるようになります。**

筋肉ポンプは顔全体に広がっていく

池の中に石を投げ込むと波紋が広がっていきますが、〝お口ストレッチ〟により、口の中から筋肉をストレッチすると、お顔全体にその効果は広がっていきます。解剖学的にお口周りの筋肉は、表情筋全体のハブになっています。〝お口ストレッチ〟の効果を検証するために赤外線カメラで体温変化を実験したことがあります。上はおでこのあたり、下は鎖骨あたりまで体温が上昇していました。

効果はいつまで続くのかというと、私は現在57歳ですが、1回〝お口ストレッチ〟をすると24時間くらいは効果を感じます。試しに20代の若者にお顔の右側だけ施術して2週間後にお会いしたら、まだ右半分だけお顔がリフトアップしていました。若いということは素晴らしいですね。年齢や、〝かみグセ〟の程度によって違いますが、習慣化するという観点からは、最低1日1回はどこかのタイミングで生活習慣として行うようにした方が良いと思います。

効果が続いているかどうかは、お口の中の広さで確認できます。〝お口ストレッチ〟をした後は、リスの頬袋のように広がったような感覚があります。〝かみグセ〟が強い人ほど、頬袋にあたる部分が狭くなっています。

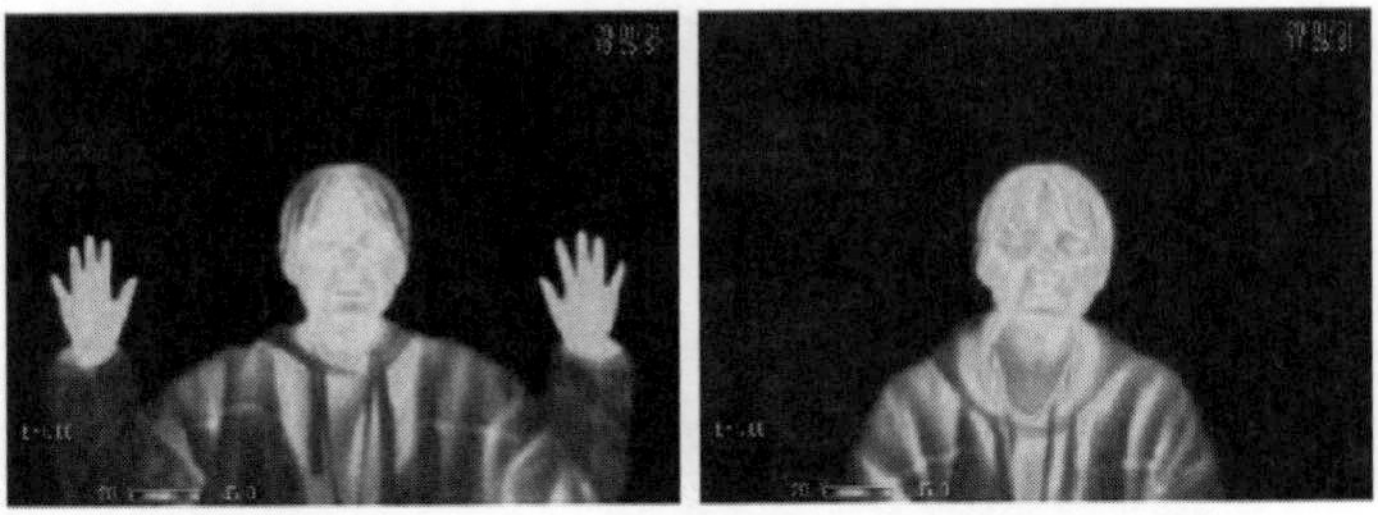

＊お口ストレッチ　30 分後　20 代女性　赤外線カメラ

「オーラルフレイル予防」

40歳ごろから始まる

ピンピンコロリという言葉が流行りました。人生１００年時代。ピンピンした人生を楽しみ、最後はコロッと逝く生き方のことを言います。皆が理想とするピンコロ人生ですが、実際には〝ピンピンコロリ〟は10人に1人だけです。急に寝たきりになる方もいますが、ほとんどの方は徐々に機能が衰え、晩年10年ほどは誰かのお世話になる生活となっています。

口の機能の衰えは、すでに40歳ごろから始まっています。滑舌が悪くなる。口が乾くなどもオーラルフレイルの兆候です。あまり不自由を感じないので、知らない間に進んでしまいます。オーラルフレイルに早く気づき手を打てば健康を保ち、寝たきりを先延ばしにできます。

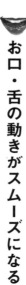

お口・舌の動きがスムーズになる

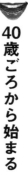

高齢になると食が細くなります。運動量も減り、お腹があまり空かなくなり、食事を作ることがだんだん面倒になってきます。糖質は柔らかく、作りやすく、食べやすく、安いので、気が付けば糖質ばかりを食べるようになります。そうなると、タンパク質、脂質、ミネラル不足、糖質過多の栄養失調の状態になります。頬ストレッチをすることで、咀嚼筋の筋力アップにつながります。併せて舌ストレッチで、舌の動きが滑らかになると、臼歯での臼摩運動ができ、エネルギー効率が上がり、活動する意欲がわいてきます。運動量が上がりお腹も空いてきます。

飲み込むパワーをつける

飲み込みには多くの筋肉が関係しますが、その中でも舌骨上筋群と舌骨下筋群という筋肉群が活躍します。舌骨はのどぼとけの指1本分上あたりにあり、馬蹄形をした骨です。この骨には、隣接して支えあう他の骨がなく、筋肉がバランスをとって宙ぶらりんになっています。その舌骨を上からぶら下げているのが舌骨上筋群。舌骨から下にぶら下がっているのが舌骨下筋群です。舌骨が上下に自由に動けることで、飲み込みやすい状態になります。高齢になると、舌骨が下に下がったままになりがちです。そこで、舌ストレッチで舌を上に挙げると、舌骨も上に挙がり、舌骨が自由を取り戻します。また、頬ストレッチで、だ液分泌が促進されるので、飲み込みやすくなります。

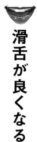

滑舌が良くなる

舌や口周りの筋肉が衰えると滑舌が悪くなります。滑舌が悪くなると会話することが億劫になり、さらに筋肉を使わないようになります。頬ストレッチ、舌ストレッチをすることで、明瞭な発音につながり、表情が豊かになり活動的になります。また、同時に誤嚥やむせの予防にもなります。

「吹き戻し」でオーラルフレイル予防

利根保健生活協同組合・利根歯科診療所（群馬県沼田市）の中澤桂一郎先生はオーラルフレイル予防として、楽しみながら出来る「吹き戻し」を使った口の訓練法を取り入れられています。「吹き戻し」は、クルクルと巻かれている紙筒が息を吹き込むとピローンと伸びていく子供の遊び道具です。中澤先生曰く「自らの歯を残すことはもちろん大事だが、それとともに口の周りの筋肉を衰えさせないことも、とても大切」とのこと。吹き戻しを使った訓練は、楽しみながら呼吸する能力とともに、飲み込むための筋肉を維持することにつながります。

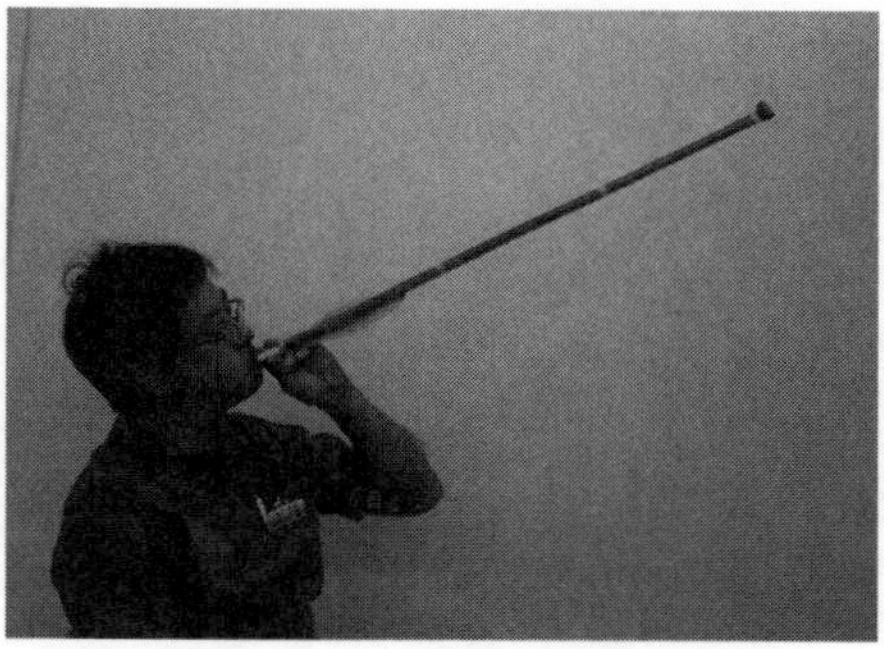
＊「吹き戻し」を行う　中澤先生

訓練用の「吹き戻し」もあります。介護用品の開発などを行う「ルピナス」（広島県三次市）では、呼吸力に応じて吹き口の大きさや巻き戻すのに必要なワイヤの数を調整。「ティッシュペーパーを1枚吹いて揺らす程度」「日常会話をはっきりとした声で話す程度」「ろうそくの火を吹き消す程度」といった段階のレベルを設定した吹き戻しを販売しています。自分の口の能力に合わせた訓練が出来、続けることでレベルアップ出来ます。

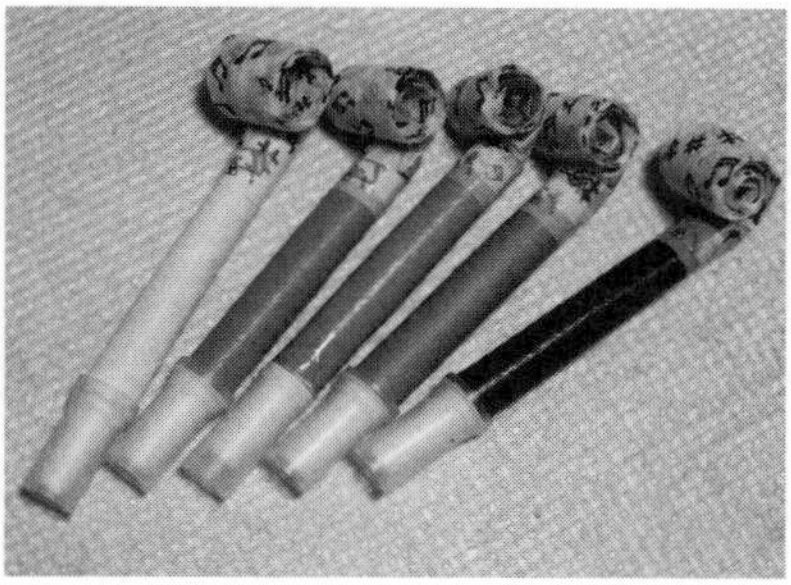
＊吹き戻し

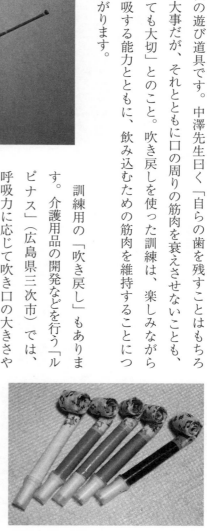

チューブを使った嚥下トレーニング

通販等で購入できる極細チューブを使って、嚥下能力を高めるトレーニングもあります。七星スパルタ鍼灸院　平井幸祐先生が考案された方法です。

30ｃｃの水を用意します。極細チューブを舌の上に乗せて、口蓋に押し付けます。下アゴを少し下げて開口して、30秒で飲み切ることを目標にします。頬、舌をしっかり使わないと飲み切れません。非常に有効な方法です。

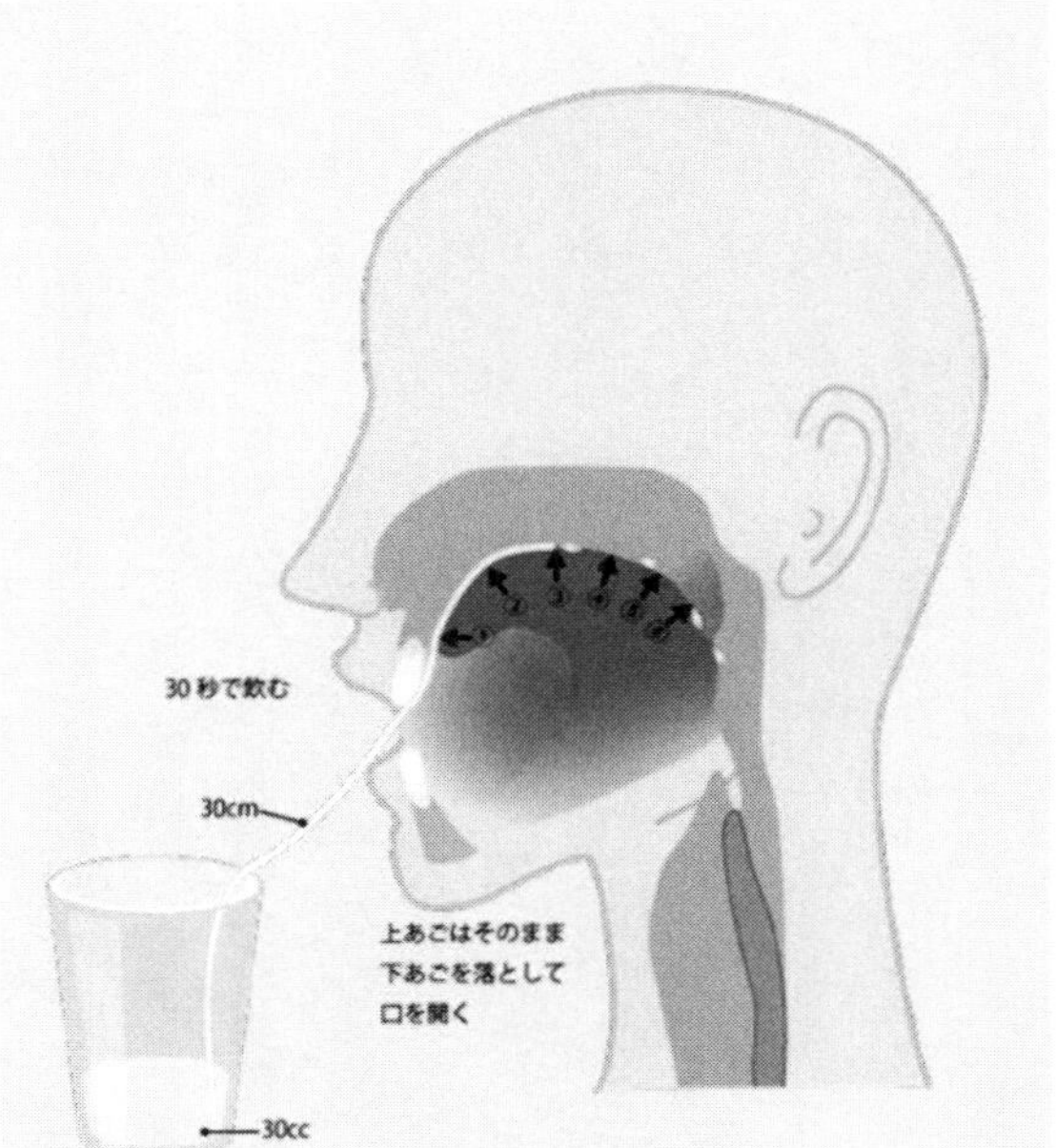

＊画像提供：七星スパルタ鍼灸院・平井幸祐先生

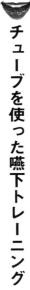

「全身編」

花粉症が改善

鼻には元々ウイルス探知して撃退する機能が備わっています。その機能が十分に働いていると花粉症は発症しません。鼻から空気が入ってくると、キーセルバッハ（鼻血がでる静脈が集中したところ）というスーパーヒーターがあり、そこで加温、加湿されます。鼻腔にて、さらにフィルターにかけられてから体に入ります。しかし、〝かみグセ〟があると、血液循環不良により、キーセルバッハでの加温、加湿が十分にされません。さらに、〝かみグセ〟により鼻粘膜が肥厚し、鼻腔も狭くなっているのでそこでも十分にフィルターされることがありません。口の中から頬ストレッチすると、咀嚼筋→表情筋がリリースされ、血液循環が回復します。キーセルバッハ、鼻腔が本来の働きができるようになります。さらに、舌ストレッチにより、舌位が正常になると、のどの部分で口からの雑菌等が遮断され、加温、加湿効果も期待でき、さらに新鮮な空気が吸収できます。舌を挙げると横隔膜も挙がるので、深い呼吸ができるようになり、鼻腔での加温・加湿・フィルター機能が活性化します。その結果花粉症が改善します。

これらの機序は、七星スパルタ鍼灸院の平井幸祐先生に教えていただきました。私はお口ストレッチで花粉症が改善しました。平井先生の周りでも花粉所が改善された方が大勢いらっしゃいます。花粉症の方にとっては朗報ではないでしょうか。

睡眠

いびきというのは、寝ている時に何らかの原因で狭くなってしまった気道を、空気が無理やり通り抜けようとする時に発生する音の事です。その大きな原因の一つが舌が重力に負けてしまって舌根沈下という状態になっていしまうことです。舌がのどの奥まで入ってしまって気道がせまくなります。お酒が入ると、舌の筋力がなおさらゆるくなってしまい舌根沈下を起こしやすくなります。酔っぱらって寝入ってしまった人の多くが大いびきをかいています。年を重ねることも、舌の筋力が衰え、いびきをかく人の割合は増えるようです。いびきを放置すると、睡眠時無呼吸症候群にもつながります。舌が気道をふさいでしまって、一時的に呼吸が止まってしまうのです。軽症患者や自覚症状のない予備軍も含めると日本人の5人に一人がこの病気を患っているとのことです。

頬ストレッチで、睡眠中の〝かみグセ〟が改善され、舌の可動域が増えます。舌ストレッチで、舌自体が沈下することを防止します。

顎関節症

顎関節症という病名から、関節の病気と思われている方も多いのですが、その多くが、筋肉の働きに異常が出ることで発生しています。症状は「口が途中までしか開かない」「口を開けるとが痛みがある」「口を開けると音が鳴る」といったものです。私が歯科大学で顎関節症について教わった時は、原因は「噛み合わせ」と学びました。現在は「多因子病因説」というのが主流になっているようです。筋肉に負担をかける要因は単独ではなく複数あり、それらが重なり合って発症するという説です。精神的ストレス、寒冷ストレス、噛み合わせ、関節に負担をかける悪習壁などのより、筋肉に負担がかかり顎関節症を発症するというものです。頬ストレッチで硬くなった顎周囲の筋肉をほぐします。また、下顎は舌が口蓋を押し上げることでも位置を保持しています。舌ストレッチで舌の押し上げ力をあげることも、筋肉の負担を軽減することにつながります。

肩こり

肩こりは日本人の国民病ともいわれ、高齢者だけでなく若い世代でも肩こりに悩む人は少なくありません。その原因はさまざまですが、〝かみグセ〟等により咀嚼筋の過緊張によって肩こりを起こしている場合、咀嚼筋を直接ストレッチする頬ストレッチや、舌ストレッチにより、舌の押し上げ力を上げることも肩こり対策として有効な場合があります。

PART3

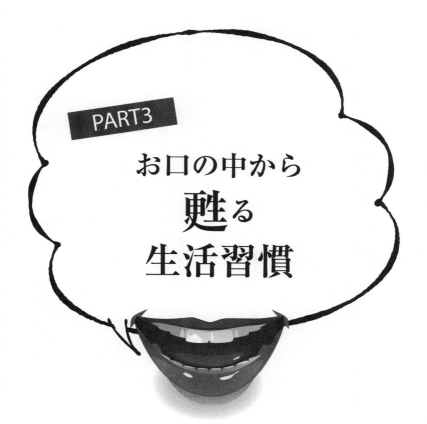

お口の中から甦る生活習慣

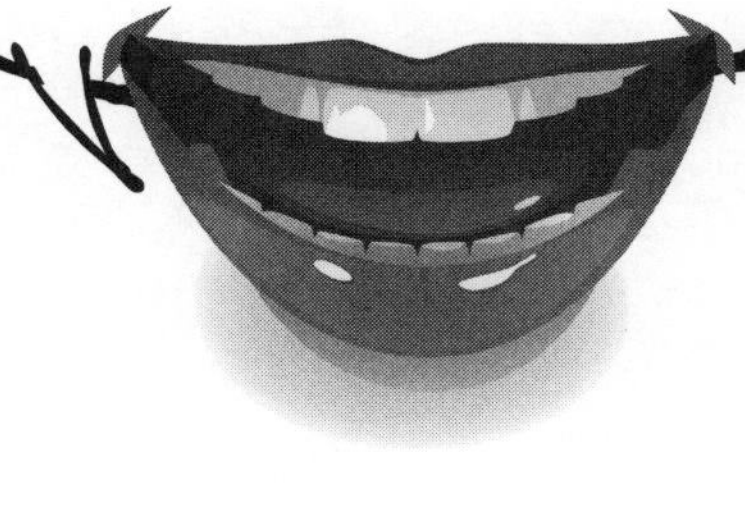

「口の中からウイルス、細菌を入れない」

口の中は「口腔内細菌」の大洪水

私が院長を務める森歯科クリニックでは、初診の患者さんのお口の中の歯垢を採取し、位相差顕微鏡でその中に含まれる口腔内細菌の状態を観察してもらうようにしています。お口の中の清掃状態が悪い方は、赤血球、白血球、ゆっくりとドロドロ動く「歯肉アメーバー」、俊敏にネズミのように動き回る「トリコモナス」などなど・・・　まるで、大洪水で氾濫した町のあとのような状態になっています。

口の中には約１００億もの細菌がいると言います。肛門にいる菌の数よりも多く、清掃状態の悪い方の口の中には1兆を超えるというデータもあります。種類は約７００種もあり、その正体がわからないものも多数存在します。

しっかりとした口腔ケアをしないと、虫歯でできた穴や、歯周病になってしまった歯肉からウイルスや細菌が入り込んで血管を弱らせる原因になります。また、だ液や食べ物を飲み込むときに肺に入ってしまって肺炎を併発させてしまいます。そして、口腔内細菌が食道、胃を通って腸に入っていって腸内細菌のバランスを崩し、免疫力を下げてしまいます。

口腔ケアが不十分だと、虫歯や歯周病がなくても、体にダメージを与えてしまいます。

食べかす取りはやめてプラークコントロール

日本語の「歯磨き」という言葉には、似て非なる意味が2つあります。

・食後に食べかすをとるために行う「食べかすとり歯磨き」

・プラークを除去することを意識する「プラークコントロール」

アメリカでは、1997年アメリカ歯周病学会（AAP）が〝FLOSS OR DIE〟という歯周病予防のためのスローガンを掲げました。「デンタルフロスしますか、それとも死を選択しますか?」という意味です。

これは決して大げさなコピーではありません。口の中は、感染源となる口腔内細菌の温床です。ICU（集中治療室）では、口腔が清潔でない人は、清潔である人に比べて3倍高い割合で感染症を引き起こします。手術が成功しても、口腔内細菌から感染して、残念な結果になることも少なくないのです。アメリカをはじめ先進国がしているのはプラークコントロールです。

一方、日本では、歯磨き3・3・3運動なるものが啓発され、「食べたらすぐ磨く良い子」と食後3分以内に歯磨きすることを推奨されました。これは「食べかすとり歯磨き」です。実は、食後すぐに歯磨きをする習慣があるのは、日本と韓国だけです。プラークを意識して口腔ケアをするというのは先進国の常識です。「食べかすとり」が悪いとは言いませんが、全身を守るという視点を持った場合、食べかすとりではなく、プラークコントロールを意識して、口腔内細菌の絶対数を減らすことが大切です。

プラークコントロールはいつ行うのが良いか

歯周病菌をはじめ寝たきりにつながるような口腔内細菌は、プラークの中で繁殖します。完全にきれいにした歯にプラークがつくられるまで「およそ24時間」と言われています。安心してください。食後すぐにプラークができるわけではないのです。そして、プラークが一番できるのが夜寝ている時です。なぜならプラークを阻害するのはだ液で、夜寝ている時は、だ液がほとんど出ていないからです。

・プラークができるのは飲食後（糖質を含んだもの）24時間
・プラークは夜寝ているときにできる
・だ液がプラークをコントロールしてくれ、就寝中は分泌されない
この3点を考えると、プラークコントロールはいつ行うのか。という問いに対しては、
①朝起きた時　なぜなら、寝ている間にプラークが増えているから
②夜寝る前　なぜなら、これから増えるプラークの源をできるだけ取り除く
ということになります。食後の歯磨きはエチケット的な意味でなされた方が良いですが、プラークコントロールとは意味合いが違うということを知っておいた方が良いでしょう。

舌の汚れは命とり

食べ物や唾液を飲み込むとき、食道ではなく、気道に入ってしまうことを「誤嚥」と言います。この時、細菌がいっしょに入っておこる肺炎を「誤嚥性肺炎」といいます。年間4万人もの命を奪う病気です。2014年新潟大学医歯学、山崎和久教授、佐藤圭祐大学院生らの研究グループは、マウスを使った研究で歯周病の原因菌であるジンジバリス菌が腸内細菌のバランスを大

きく変化させることを明らかにしました。お口の汚れはそのまま飲み込んでも、強酸の胃酸があるから大丈夫と考えられている方も多いようです。しかし、舌の汚れを放置しておくとバイオフィルムが形成されます。カイコが繭を作って外敵から身を守るように、バイオフィルムで包まれた細菌は胃酸を通過してしまいます。その結果、お口の細菌が直接腸内フローラに関係し、体にさまざまな不調を起こす原因になっている可能性があることがわかってきました。お口の中の汚れが直接的にも間接的にも体の不調や命にかかわっているということです。

全身の不調をきたすようなお口の中の汚れは舌の上にたくさんたまっています。通常、舌が柔軟性をもって大きく動くことでだ液分泌も促進され、物理的に清掃効果が上がったりとバイオフィルムができる前に自然に汚れが落ちるようになっています。しかし、重力に負け舌の位置が下がったり、柔軟性を失っていると命に係わる汚れが蓄積することになります。

ちなみに、舌が上アゴに収納される口蓋というところにはヒダが何本かあり、その存在意義は定かではありませんが、私は舌の洗濯板の働きをしているのではないかと思っています。舌が

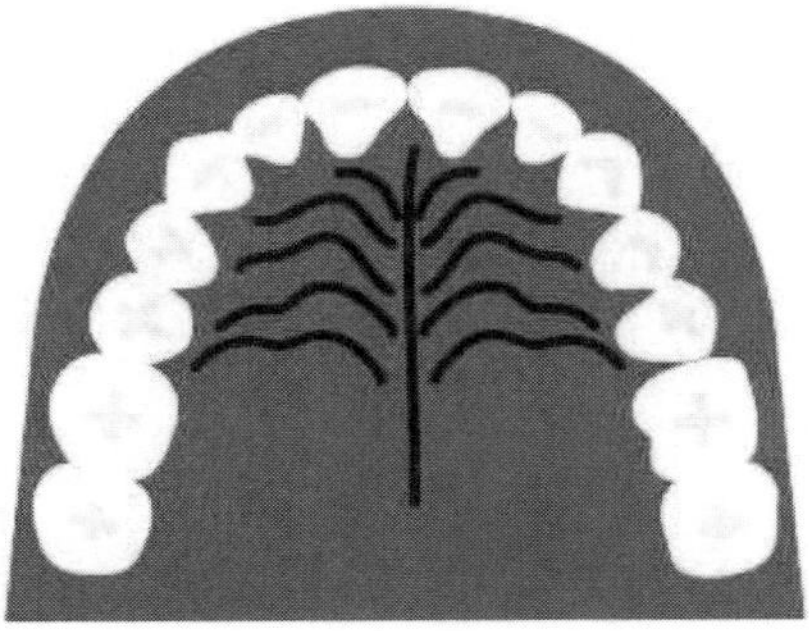

＊口蓋についたヒダは、舌の洗濯板の役割をしている

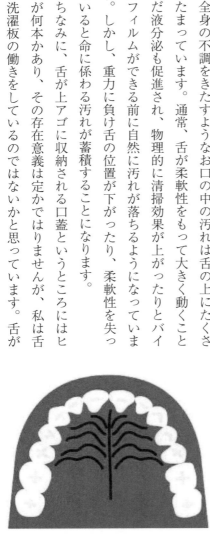

重力に負けずに口蓋に収まり、嚥下するたびに口蓋ヒダにこすりつけるようにすることで、バイオフィルムが形成する前に舌の汚れが清掃される。人体はそのようになっているのではないかと思っています。**口蓋は、自動洗浄機つきの舌のガレージ**だということです。

舌みがきはやさしく

噛み応えのあるものを食べ、舌の位置が正しい位置にあり、その動きもフレキシブルであるなら、舌の清掃は必要ないかもしれません。しかし、現代の生活習慣、食習慣では舌磨きは命を守るために、とても大切な生活習慣となります。しかし、舌の表面には味蕾細胞といって、味を感じる敏感な部分があります。**歯ブラシでゴシゴシしてしまうと、味蕾細胞が傷ついてしまう可能性があります。また、舌苔は敏感な舌を保護しているという役割もあり、取りすぎる**

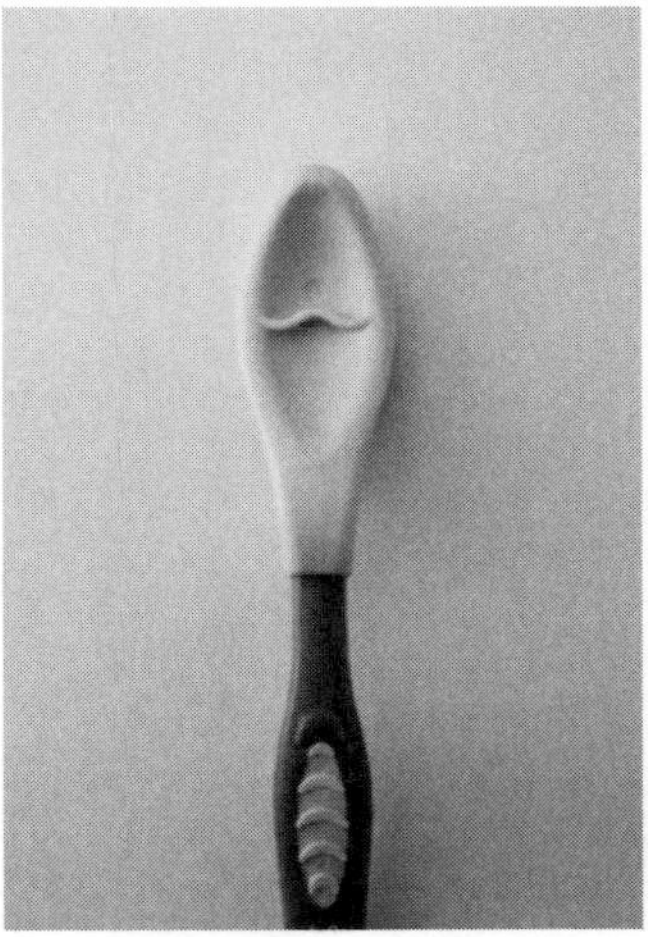

＊ストレッチオーラル® 有限会社フォレスト

とかえって舌苔を増やしてしまうということもあります。舌を磨く場合、舌磨き用の専門ブラシでやさしく磨く。もしくは、ガーゼでやさしく拭う程度でも大丈夫です。後頁で紹介するお口ストレッチ専用器具（ストレッチオーラル®）の内面の波状の突起は口蓋ヒダをイメージし、舌を傷つけず程よく清掃できるようになっています。

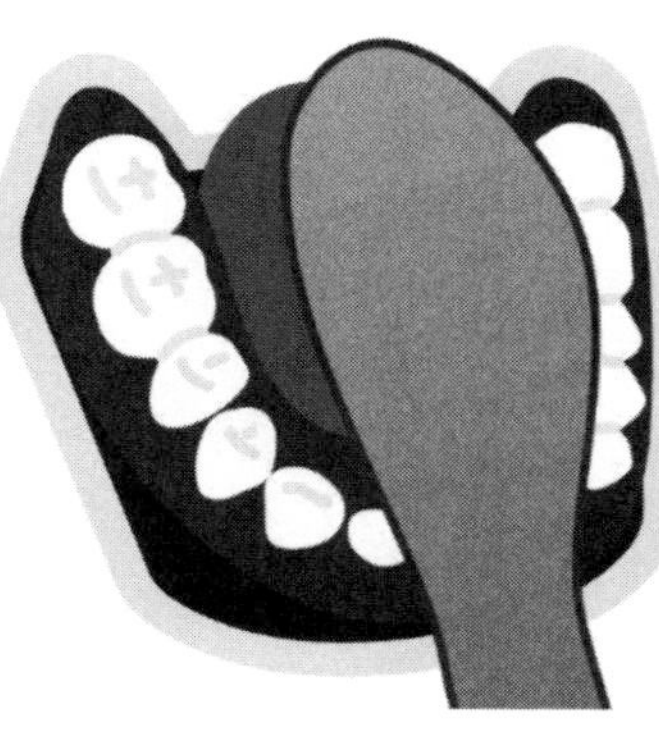

＊ヒダが付いた面で舌をやさしく清掃

入れ歯も磨く

舌と同様に入れ歯にも全身の不調をきたすようなお口の中の汚れがたまっています。入れ歯の洗浄を怠ると、入れ歯自体が口腔内細菌の温床となってしまいます。入れ歯の清掃には、「入れ歯清掃用のブラシを使った機械的清掃」「入れ歯用洗浄剤による化学的洗浄」の2種類があります。テレビCM等では、洗浄液にポンと入れておくだけできれいになるようなイメージを抱くものがありますが。残念ながら、これは化学的清掃のみを誇張したもので、洗浄液だけでは汚れを取り除けません。入れ歯洗浄剤を使うことはとても良いことですが、しっかりとブラ

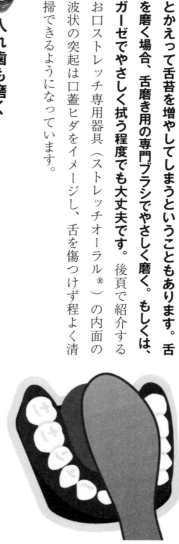

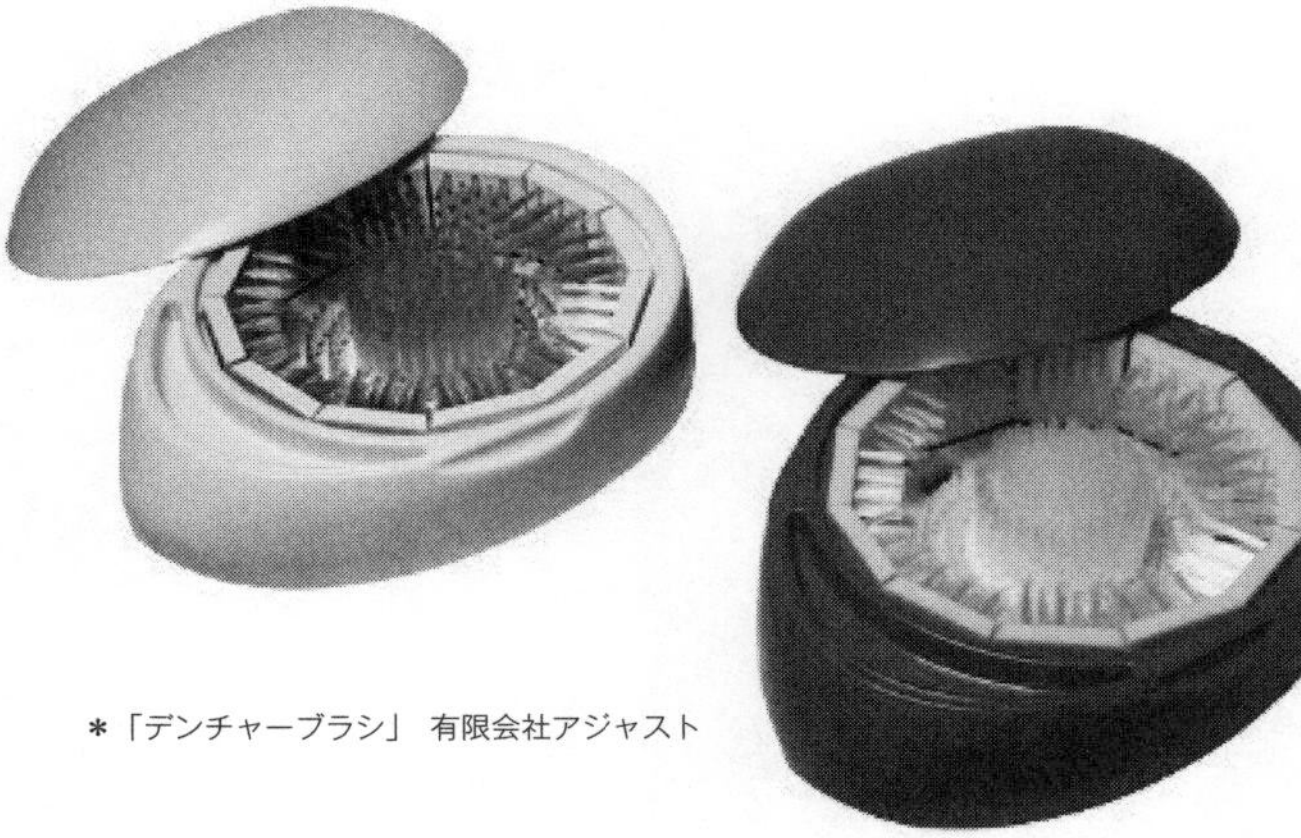

＊「デンチャーブラシ」 有限会社アジャスト

シで汚れを取り除くことと併用して、全身を守る入れ歯清掃となります。もし、入れ歯をしっかり磨けているか不安だとか、手に力が入らないなどの理由がある場合は入れ歯を自動で洗ってくれる装置なども発売されています。

「お口ストレッチ」

お口ストレッチポイント

お口の中から咀嚼筋、表情筋や舌をストレッチする方法をお口ストレッチと呼んでいます。お口ストレッチは、指または器具を使ってお口の中から咀嚼筋、表情筋や舌の筋力アップや柔軟性を回復し、慢性筋肉疲労や廃用性委縮の改善を目指しています。やり方はとても簡単で即効性があります。ポイントは3つです。

ポイント1　鼻側　⇓　耳側　という一定方向の動き

〝かみグセ〟による慢性筋肉疲労もオーラルフレイルによる廃用性委縮もリンパ液がリンパ管に停滞しています。リンパ管には逆流を防止する弁のようなものがついており、一定方向にしか流れません。ストレッチにより筋肉ポンプを活性化させるだけでも効果はありますが、リンパ管の構造に沿った動きに合わせた方がより効果が期待できます。だからと言って、顔面のリンパ管の走行をすべて覚える必要はありません。リンパ管はお顔の真ん中で分けて右と左がつながっていません。右側と左側が別回路になっています。そして、真ん中（鼻側）から外側（耳側）に向けてリンパ液が流れるようになっています。ざっくりと、**鼻側から耳側に向かってストレッチすると有効ということです。**

ポイント２　顔側を手で押さえる

水に浮いた豆腐を包丁で切るところを想像してみてください。水中に浮いた豆腐に包丁をあてて、圧をかけると逃げてしまいます。ものすごい技術が必要です。でも、水中でも手のひらをまな板替わりにして豆腐を動かないように固定したら切りやすいですよね。表情筋は〝皮筋〟です。〝皮筋〟とは、一方が骨や筋肉から起こり、もう一方の筋肉の端が皮膚をつながっているものを言います。つまり表情筋は顔の皮膚についています。皮膚は伸びるし、常に伸ばしているとたるみます。そこを**手のひらで支えることで、皮膚が伸びずに筋肉を効果的にストレッチ**

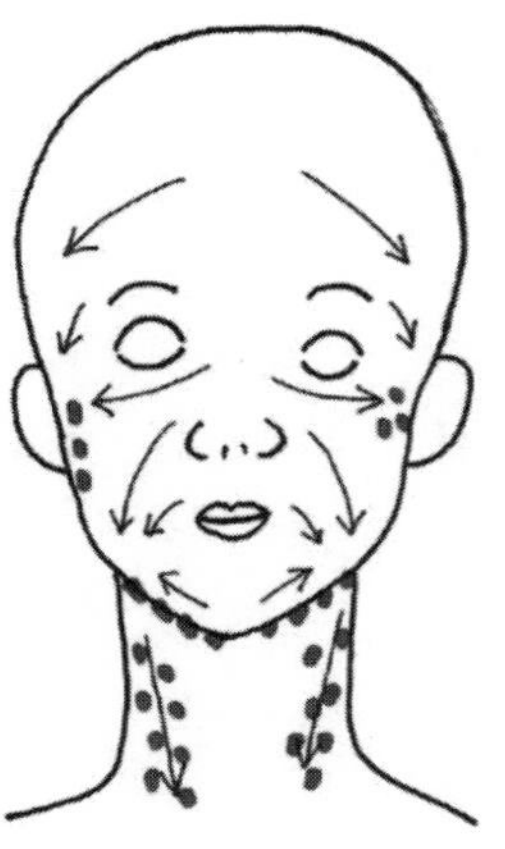

＊赤丸　リンパ節が集合しているところ
青矢印　リンパ液が流れる方向

できます。

＊舌ストレッチの場合は手で押さえなくても大丈夫です。

ポイント3　やさしくストレッチ

あまり強い力がかかると交感神経が働いて、筋肉が緊張して固くなってしまいます。筋肉が固くなると血管は細くなりリンパ液も流れにくくなります。ほうれい線が薄くなるかもしれないとお話すると、力いっぱい圧をかける方もいらっしゃるのですが、逆効果となります。**やさしく気持ちの良いくらいの圧でストレッチする方が効果的です。**

3種類のお口ストレッチ

＊グローブ（手袋）

お口の中の粘膜は、非常に繊細ですので、清潔な医療用のグローブを使ってのマッサージをおすすめします。医療用のグローブも通信販売などで購入することができます。ニトリルグローブ、ラテックスグローブ、プラスチックグローブ、ポリエチレングローブなどがあります。ニオイや質感から二トリルグローブを使用されることをおすすめします。

○上頬ストレッチ

・指をたてにしてお口の中の小鼻の脇にいれます

・指を少し外に回転させながら、目尻と鼻のラインの交点までストレッチします

・その先は斜め45度下に向け指腹を使ってストレッチします

ポイント　反対の手で頬をしっかり固定する

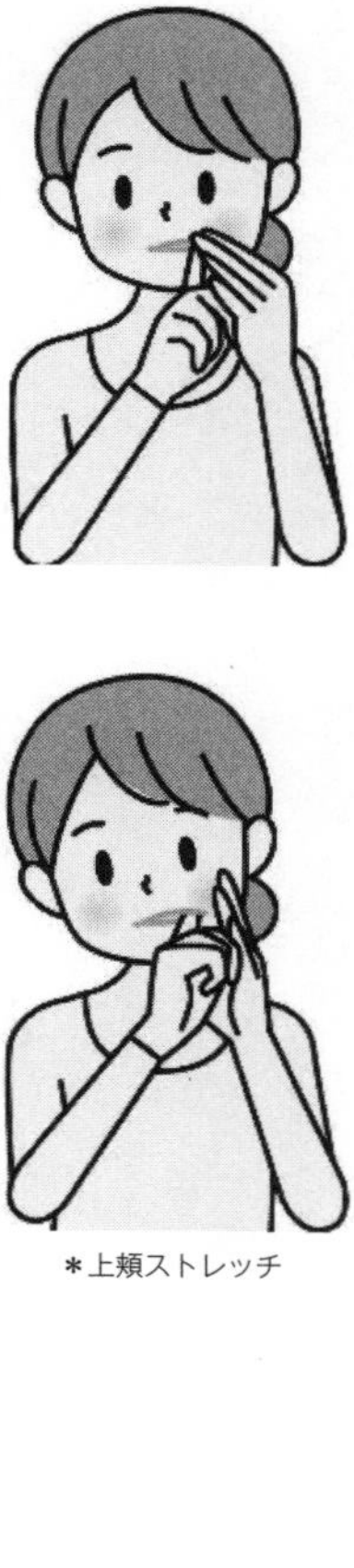

＊上頬ストレッチ

○下頬ストレッチ
・指腹を下に向け、拇指を口角から挿入
・下から上に指腹でたくし上げるようにストレッチ
ポイント　反対の手で頬をしっかり固定する

○舌ストレッチ
・指腹を使って、口の中から下アゴの下の部分をストレッチする
・指腹を舌の下に入れ上に持ち上げる　舌は上げられないように抵抗して押し合いをする

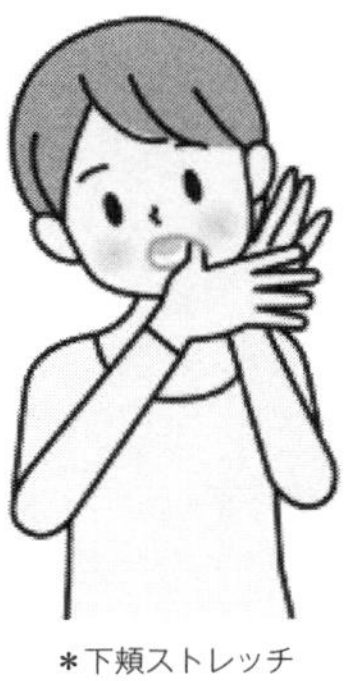
＊下頬ストレッチ

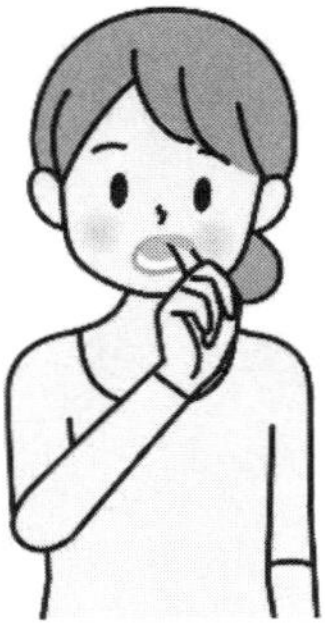
＊舌ストレッチ

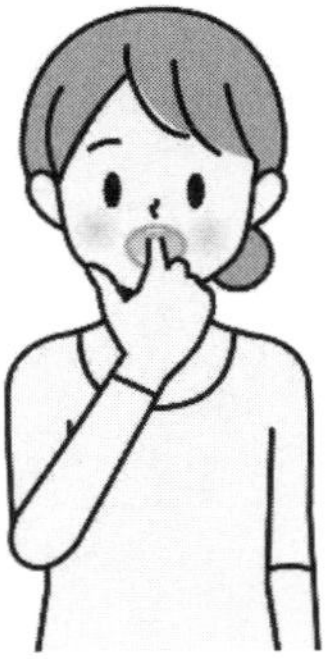

専用器具を使ってのお口ストレッチ

（ストレッチオーラル®）

熟練歯科衛生士の拇指を器具として再現したストレッチオーラル®という器具があります。

器具を使うと

・自分の指では届きにくいところまで届く。

・誤って過度の力がかかりにくいような柔軟性がある。

・爪の状態を気にせずストレッチ出来る。

・手指を使うよりも習慣化しやすい。

・グローブ等不要。（ゴミが出ない）

・介護者が被介護者に対して行う際も安心、安全。

・歯科医師、歯科衛生士以外でも施術として行うことが可能。

（医師法第17条等　規制対象外）

という特徴があります。

お口ストレッチの方法は、自分の指を使った方法に準じます。

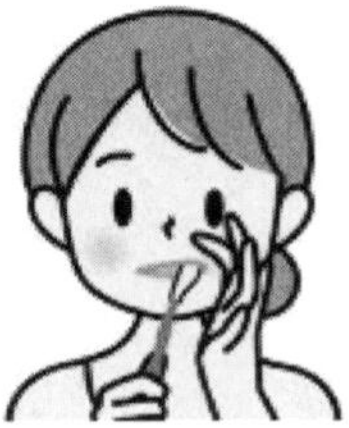

＊上頬ストレッチ

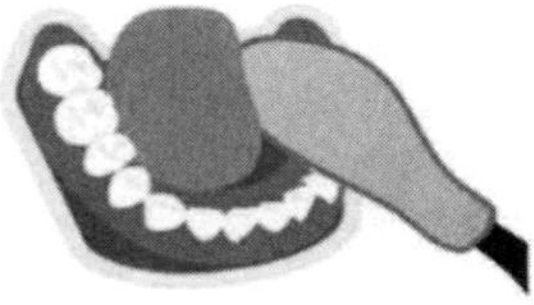

＊舌ストレッチ

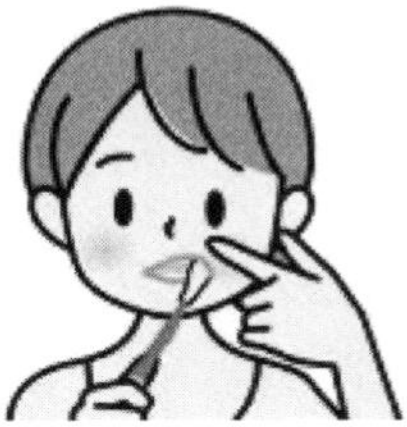

下頬ストレッチ

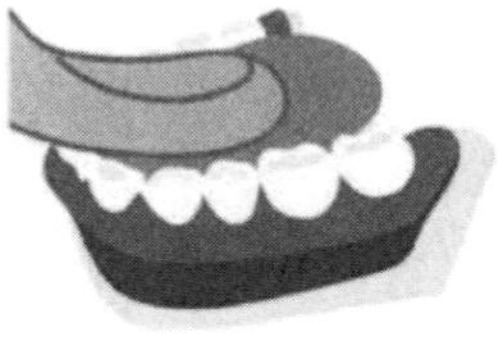

ストレッチオーラル®使用

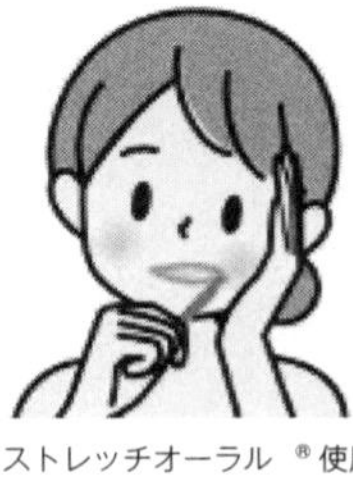

ストレッチオーラル®使用

美容的効果を期待するならば、毎日使用で3か月程度で交換することをお勧めします。ヘッド部分が少し柔らかくなります。

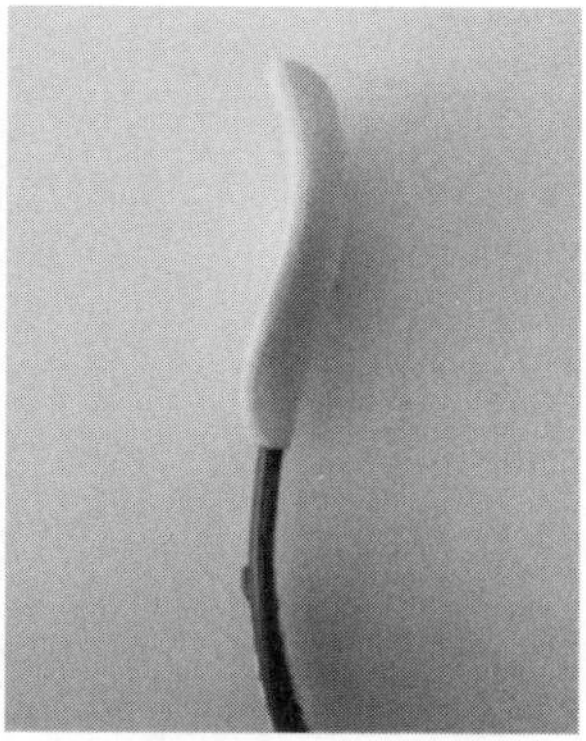

＊熟練歯科衛生士の拇指を再現

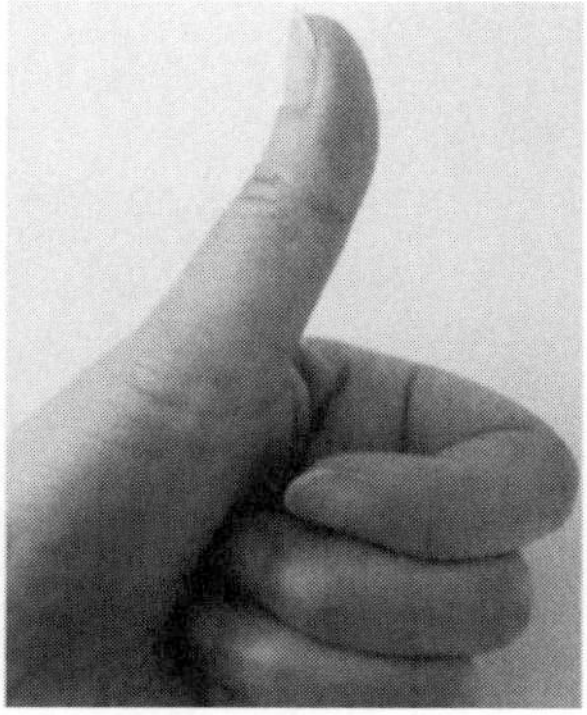

＊頬ストレッチの仕方　動画

動画では、

・上頬ストレッチ⇓ほうれい線へのアプローチ、口角のリフトアップ

・下頬ストレッチ⇓唾液腺へのアプローチ

と表現しています。

＊舌ストレッチの仕方　動画

セルフストレッチでより気持ちよくなる方法

通常、マッサージやストレッチは自分で行うよりも他人に触れられた方が気持ちが良いです。自分で自分をくすぐってもあまりくすぐったくありません。これと同じように、気持ち良さも抑制されてしまいます。口腔内で行うストレッチもこれと同様です。歯科医院で歯科衛生士にしてもらうお口ストレッチは極上の気持ち良さがあり、ほとんどの患者さんが眠りに落ちます。しかし、セルフでする場合、気持ち良さも抑制されてしまいます。皮膚に行うマッサージの場合、クリームやオイルなどを塗ってなでると、自分でなでても気持ちの良さが高まることが研究で示されています。それは、何も付けずに直接自分の皮膚に刺激を与えたのとは異なる感覚であると脳が知覚するため、これは他人から触れられているのだ、と脳が勘違いしてしまうからだと考えられています。（皮膚はいつもあなたを守っている　草思社　山口創著より）。同様に口の中もジェルを使用することで、気持ち良さが増します。お口ストレッチに適した粘度を有している専用ジェル（ストレッチオーラルジェル®）にはラベンダーが入っており、ラベンダーにはリラックス効果があることはわかっていましたが、最近の研究では幸せホルモンと呼ばれるオキシトシンを分泌させることもわかってきました。就寝前に専用器具に専用ジェルを使ってお口マッサージすることで、副交感神経が優位になり、より心地よい入眠になると考えられます。

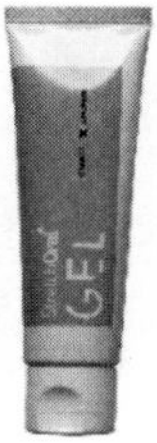

＊ストレッチオーラルジェル®　有限会社フォレスト

専用器具を使ってのオーラルフレイル予防

・お口の潤いを取り戻す
歯とほっぺの間にストレッチオーラル®を入れる
手で頬を押さえながら下から上に動かす　左右5回ずつ

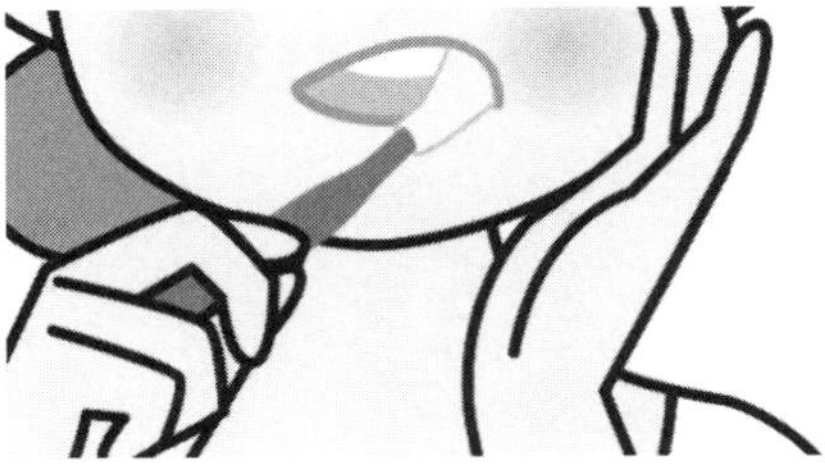

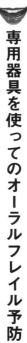

・噛むための筋肉を鍛えよう
ストレッチオーラル®を右奥歯で軽く噛む
舌で左奥歯まで動かす
手は離すか軽く添えるだけ

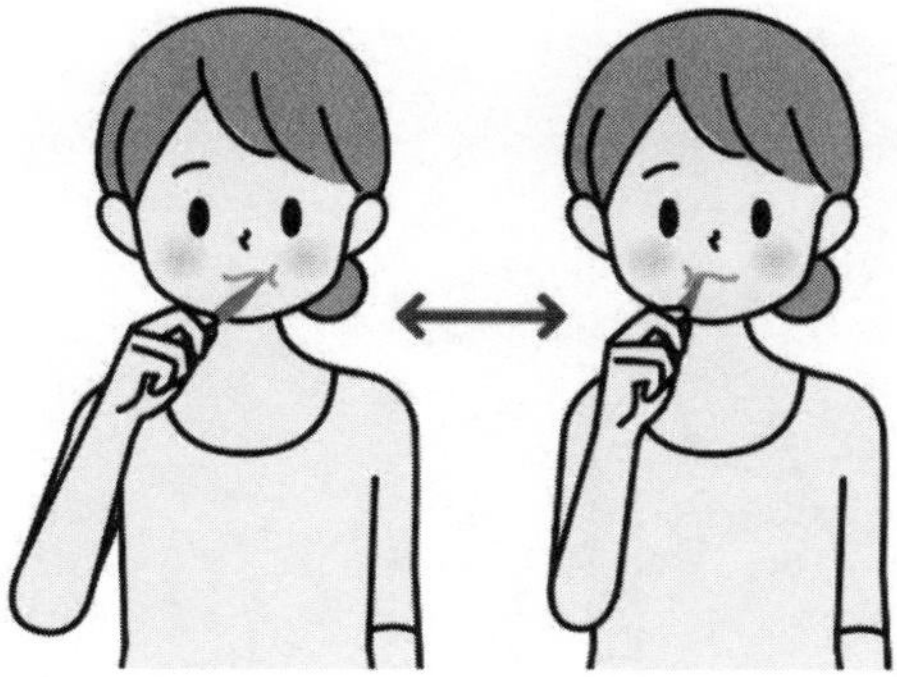

・お口の引き締まりを取り戻そう

唇を強く突き出す

「う〝〜」と言いながらストレッチオーラル®で押し返す

唇を横に強く引き

「い〜」と言いながら指で唇を内側に押し返す

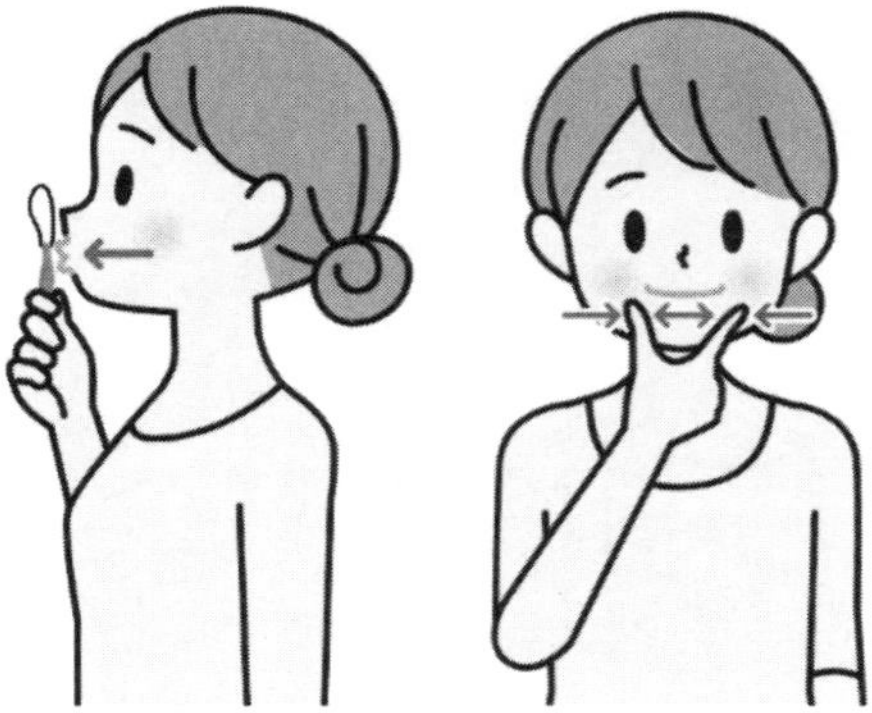

・噛む力を鍛えよう
ストレッチオーラル®を臼歯に置き
右10回　左10回　噛む

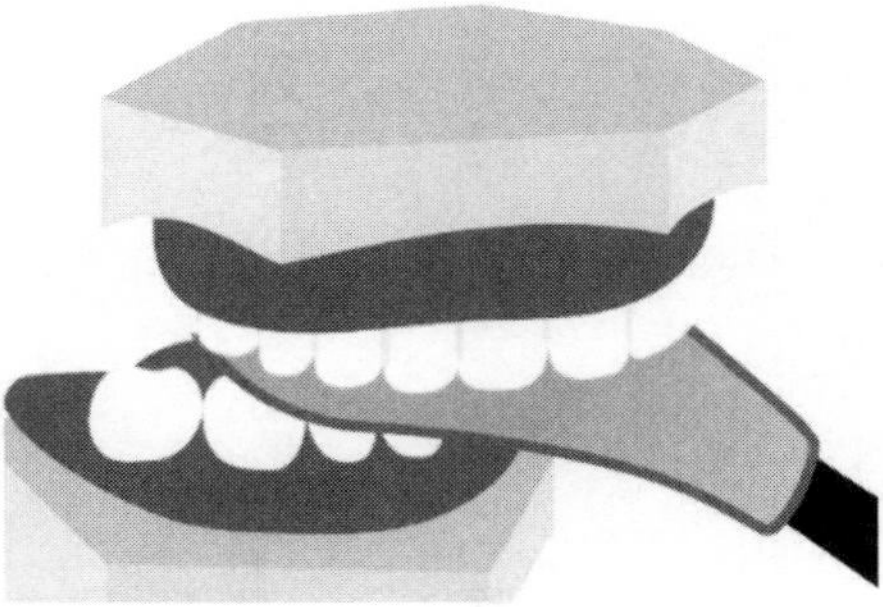

・舌の力を鍛えよう！むせ予防にも！

舌を前に出しストレッチオーラル®で押し返す

舌の上にストレッチオーラル®の丸みのある面を当て、

舌を上にストレッチオーラル®を下に力を加えて押し合う

舌を左右の口角に当てストレッチオーラル®を押し返す

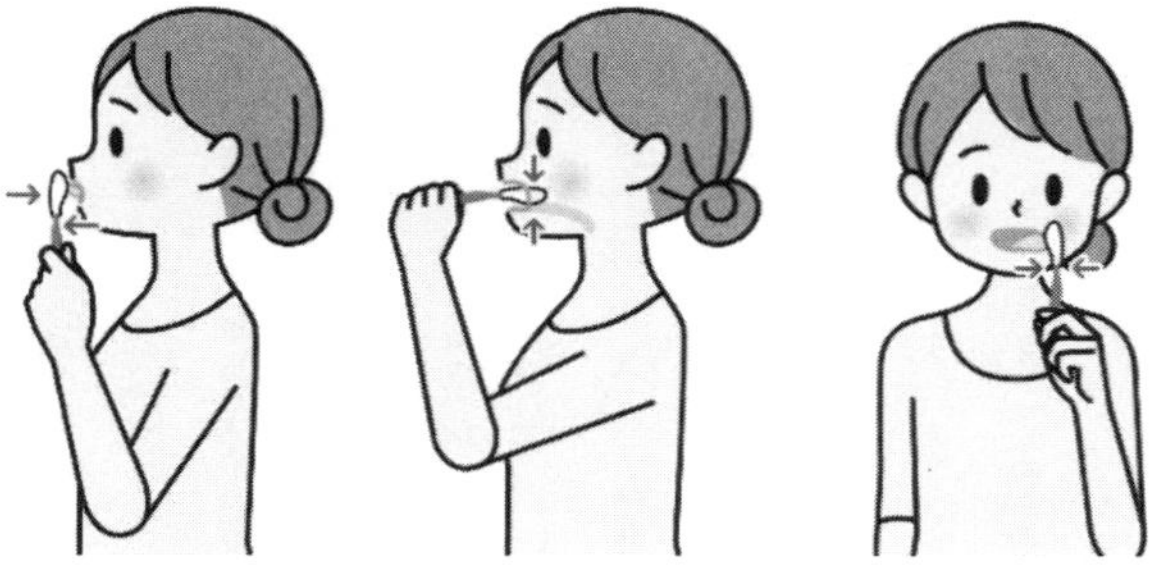

その他　有効なエクササイズ

・マスクの下で舌回し

ｗｉｔｈマスクの生活が強いられる中、患者さんのお口の中は急速に老化が進んでいます。虫歯や歯周病の悪化はもちろんですが、唇、頬、舌の筋力や柔軟性が衰えたり、唾液不足になってオーラルフレイルが加速しています。感染防止のためのマスクは必須アイテムですが、大きな声でコミュニケーションをとったり、笑ったり、歌ったりといった、自然とお口を動かす機会が激減していることに加え、マスクの下での口呼吸なども、オーラルフレイルに拍車をかけています。残念ながら、withマスクの生活様式になり、認知症が一気に進んでしまった患者さんもいらっしゃいます。

withマスクの生活がいつ終わるかは現時点ではわかりませんが、せめて、マスクの下では〝舌回し〟をお勧めします。

・舌回し

①口を閉じて舌と歯ぐきと唇の間に置き、歯ぐきに沿ってグルグルと回します。まず、舌先を右上の一番奥の歯ぐきと頬の間に置きます。歯の外側をなぞるように、右上奥から順番に左上奥へと舌を移動させます。左下奥から右下奥に舌を移動させて舌を回します。これを10回行います。

②反対回しを行います。こちらも10回行います。

〈ポイント〉

・一周を3秒ほどでしっかり大きく円を描くように回しましょう。
・慣れていけば回数を10回から20回に増やしましょう。
・1日何度しても大丈夫です。
・マスクをした状態でもできます。

・はじめは耳の下や首の後ろが筋肉痛のようになるかもしれません。慣れてくると治まってきますが、きつい痛みがある場合は無理をせず痛くない程度の回数から始めてください。

◎舌伸ばし

①**真正面を向き、舌を思い切り前に突き出しまっすぐ伸ばして10秒間そのままで。**
②**上を向いて舌を上に向けて鼻先**につけるようにして10秒。
③真正面を向いて、舌を下に向けて思い切り伸ばしきるようにして10秒。
④真正面を向いて、舌を右に思い切り伸ばして耳たぶにつくように10秒。
⑤真正面を向いて、舌を左に思い切り伸ばして耳たぶにつくように10秒。

（ポイント）
・舌の付け根からしっかり伸ばしてみましょう。
・1日3回　食前にするとよい

【歯科医院の声】

医療法人徳友会　市村歯科クリニック 様　（北海道　小樽市）

興味を持たれる方は圧倒的に女性、中高年の方が多くしっかり覚えて帰りたいとの声が多いため、指導時間を設け動画を用いながらじっくり指導しています。

継続利用している方の声としては、頬をかまなくなった。舌が動かしやすくなった。唾液量が増え潤いが出ているので、唇や頬の線（この方上顎前突）が薄くなり痛くなくなった。

食いしばり感が減ったなどの声が多いですが、

顔の表情が楽に表現できるようになった。笑いやすくなった。との少数意見もありました。

毎日継続している方、たまに使用する方様々ではありますが長続きしてほしいので決して無理はしないこと！と指導しています。

上原歯科 様　（大阪府茨木市）

上原歯科ではＴＣＨのある方、ナイトガード使用されている方を中心に声掛けを始め、ご年配の方にはだ液量の説明をしてすすめてます。

ある方はシェーグレン症候群で服薬量が減るほどの改善傾向がみられ、本人さんから喜びの声を聞くことができました。

また別の方は眼圧が下がり、オペを回避することができた。というお声もいただきました。

うちのスタッフも全員が体験をし、それぞれが自宅でも続けています！

医療法人 渋田歯科クリニック 様 -（青森県　八戸市）

当院では、口腔内に凝りのある方やＴＣＨが見られる方を対象に、メンテナンス時やユニットで院長待ちの時間を利用してストレッチオーラルを紹介し、体験していただいています。

・本当に気持ちよくて、家でもやってみたい
・血流が良くなった感じが分かり、ポカポカ温かくなった
・凝ってる所は痛みもあるが、ほぐされて柔らかくなり口が動かしやすくなった、

というお声をいただきました。

片側だけ施術すると左右の頬粘膜の柔らかさの違いに驚かれる方がとても多く、

口の中も『凝る』ということを知ってもらうきっかけにもなります。

当院のスタッフも使用してみて、唾液が出てくる感覚、顎のだるさや重さの軽減、笑顔の作りやすさ、内側から広げる気持ちよさを実感しています。

・自宅や好きな所でできる
・口腔内に直接触れず手軽にできる
・女性が特に気にされるほうれい線予防
・アンチエイジング
・口腔機能低下の予防、トレーニングできる

このような点がお勧めポイントだと思います。

快適に健康なお口で過ごしていただくために少しでも多くの方に体験してもらい、購入された方に対しては正しくお使いいただけるように定期的なチェックをするなど取り組んでいきたいと思います。

フリーランス歯科衛生士　西坂洋子　40歳代（北海道札幌市）

私はデンタルエステを経て、ストレッチオーラルの発売日とともに行われた記念すべき第1

回目のビューティーアドバイザーセミナーを受講させていただいた一人です。

その後、医院に持ち帰り院内セミナーを開催し、皆が使用販売できるようにしました。今もなお数名のスタッフが継続して指導をしています。あれから3年、当時のスタッフアンケートを振り返ると、（1週間使っていただいた）表情筋が柔らかくなり唾液がたくさん出た。口の中が広くなった。ほうれい線が薄くなった。など様々な効果が得られました。

そして、発売から使い続けている患者さんで上顎前突気味、TCHある方がいらっしゃるのですが、以前は下唇に上顎前歯が食い込むような跡があり前突なので若干口渇気味だったのですが、今は全く跡もなく、また顔（口回り）に変な力が入りずらくなった。お口もいつも潤っているとご本人がおっしゃっていました。

また、他の患者さんも顔が柔らかくなった。いつも唾液で潤っている。舌を上げやすく、動かしやすくなった。（食いしばりしづらいように舌をスポットに置くよう指導していたため）など続けてくださっている理由を話してくれとてもうれしく思います。

ご機会をいただき今はオンラインにて、歯科業界、ボイストレーナーさんや理学療法士さんなど他業種の方々にもセミナーをさせていただいておりますが、皆さんに実際使用していただいて、お口が広くなる。など実感していただき、うなずきの多いセミナーとなっています。お口のコンディションを保ち健口に健康に過ごしていただくお手伝いを今後もしていきたいと思います。

はっとり歯科医院　吉田理恵 様　（佐賀県佐賀市）

患者様が気持ちよくメンテナンスを受けていただきたいと常々思っていますが、お口を開けるのが辛いなどのお声に、どのように対処したらいいのかスタッフで考えておりました。

カウンセリングをしてお勧めする方は、

・口腔内が硬く義歯の印象も取りにくそうな人
・ガムマッサージをして気持ちよく家でもしたいと言われた人
・舌がもりあがっていて下の舌側の磨けてない人
・小帯がつっぱっていて歯ぐき下がりぎみの人
・くいしばりが強く口の中がせまくなっていると自覚がある人
・ほっぺた側をよく噛むという人
・ほうれい線が気になる人

・マッサージに興味のある人
このような方にお勧めしていて、
医院の中で一緒に使ってみて使い方の説明もしております。
患者様には、簡単なのですごく喜ばれております。

医療法人 丸山歯科医院　大澤志保様　(北海道札幌市)

私自身、TCHの日中のコントロールの難しさを感じておりましたが、ストレッチオーラルを使用し始め早い段階で、日中のくいしばりが軽減していることを実感することが出来たため、当院は顎関節症の患者様が多く来院するクリニックということもあり、同じような症状でお悩みの方々にもぜひ使用して頂きたいと思い、導入させて頂きました。

(患者様、スタッフの声)

使用する際にあらためて用意したり、時間を作ったりする必要がなく、歯磨きをした流れでそのまま短時間で使用することが可能なため、習慣化しやすいようです。
また、口腔内が広く感じたり、軽く感じるという効果とともに、片側使用後に口角が上がるため、視覚で効果を実感出来る点もご好評頂いております。

南崎歯科医院　南崎信樹様（山口県萩市）

私は山口県の北部萩市で歯周病治療を主体として開業している歯科医師です。歯周病を改善して長期間のメンテナンスをしている患者さんの中には、レントゲンを撮っても見つからない、歯の痛みや凍みに悩まされている方が少なからずおられます。また、通常の治療を行っても改善しにくい方も、おられます。そういった患者さんの多くは、舌やほっぺたに歯の跡がついていることが多いことが観察されます。そう、しっかり噛みすぎて、食いしばり癖があるのです。コロナ禍で解放されない気持ちからかもしれません。特にここ1，2年認められる患者さんが増えてきたように感じられます。

当院ではストレッチオーラルを患者さんに使

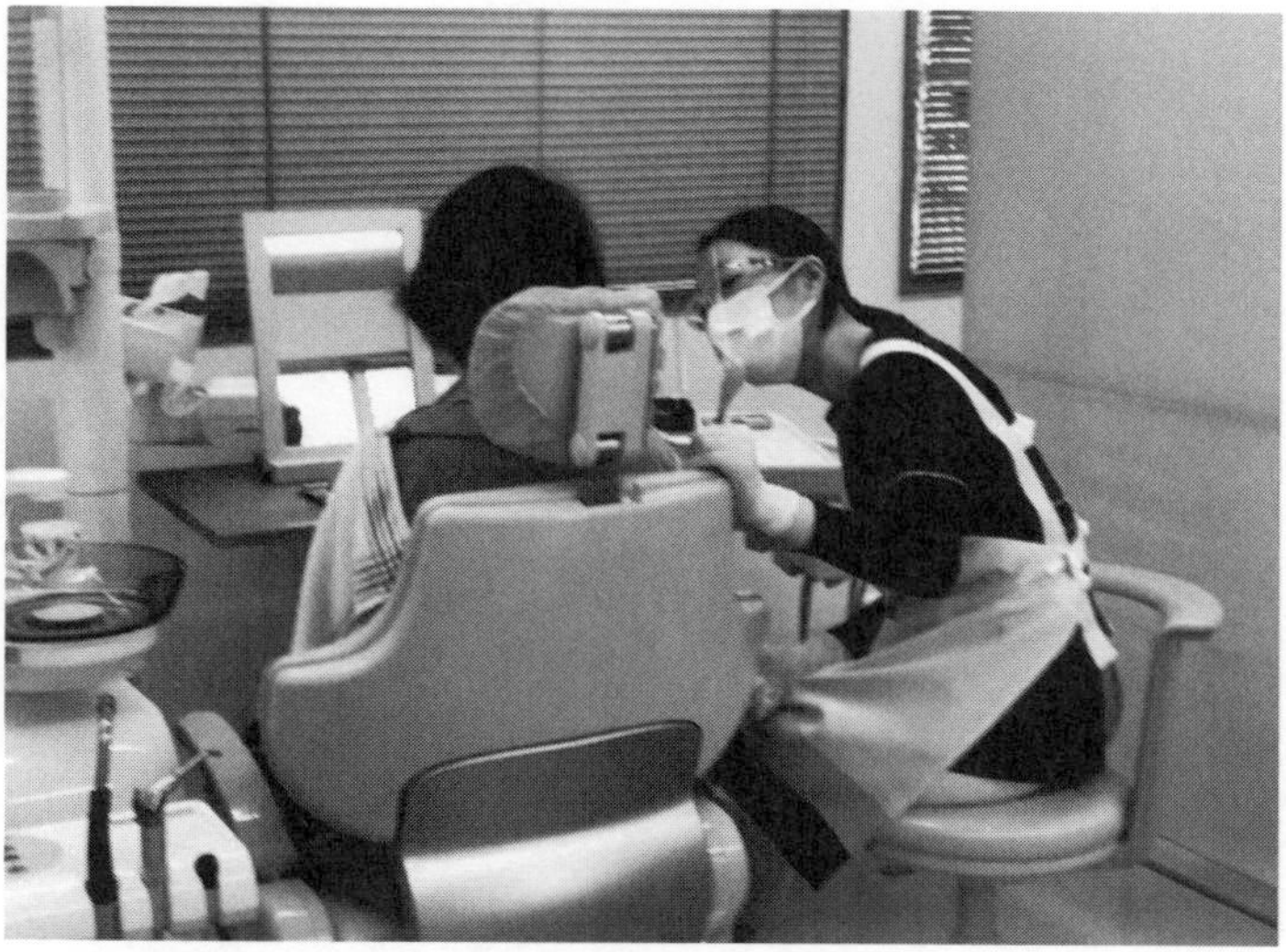

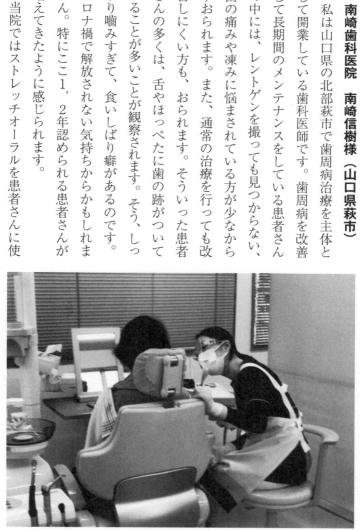

＊院内で歯科衛生士が患者にレクチャー

用方法をレクチャー（写真）して販売を始めました。まだ、その効果を確かめるほどの多くのデータは得られておりませんが、患者さんの感想は「口の中が広くなったようだ！」とか、「リラックスして来て緊張感から開放されたようだ」と好評です。これからの歯周病治療やメンテナンスの経過をよく観察させていただきストレッチオーラルの効果を検証していきたいと思っております。

やけいし歯科 様（熊本県熊本市）

当院では、ほうれい線へのアプローチや口角アップ等の美容的な要素は勿論の事、舌の筋力アップを行う運動も取り入れる事ができ、オーラルフレイルの予防や、むせ、飲み込みが悪くなった等の摂食嚥下機能への問題にも対応できるツールであるストレッチオーラルを導入しました。最近頬を噛んでしまう、摂食嚥下機能が衰えたと不安を感じる等とご相談があった方々へストレッチオーラルをおすすめした所、改善してきたと笑顔でお答え頂きました。

又美容目的で使用されている患者様からは、毎日続けるために、お風呂で使っていますと教えて頂き、表情筋をマッサージする事により、血行も促進され、肌の艶も良くなったとお話し頂きました。どこにでも持ち運び可能な所もストレッチオーラルの魅力の一つです。

自分では気づかないうちに進行する筋力の衰えは頬を噛んでしまったり、見た目を変化させたりと不快な思いをすることが多くなります。

中には口元の様々な変化により人前ではマスクが欠かせないとのお話しもお聞きします。そういった様々な変化は、知らず知らずのうちに、皆様の笑顔までも奪ってしまっているのだと考えさせられます。

ストレッチオーラルを手にとって頂く事をきっかけに、なにか一つ行動を起こし改善していくなかで、笑顔だけでなく、ポジティブなメンタルまでも手に入れられる方が増え、私達も日々とても嬉しく思っています。

ボイストレーナーの声

西川佳甫様（50代）　Natural Voices代表　ボイストレーナー
NSCA認定パーソナルトレーナー

ストレッチオーラルを使い初めてから経過観察をしようと写真を撮ってみました。表情筋が以前よりも柔らかくなってきた感覚があったので写真を比較してみると、唇や、肌の艶に変化が出てきたようでした。またリップクリームの回数が減り、年齢を感じた目元も元気が出たように思えて、今ではストレッチオーラルをする事が楽しくなっています。

気になる発声への影響ですが、歌っている時の表情筋や舌の反応が良くなって、声が出しやすくなっているように思います。口が開けやすくなり、口腔内の空間をコントロールしやすくなったのだと思いますが、例えば、口の奥の方のスペースが鶉の卵くらいだったものが鶏の卵ほどの大きさに広がった感じというか…、共鳴腔が広がることで、音に明るい成分が加わり、声が響きが増している感覚があります。また、「Ra」や「Ta」などの舌の動きが直接関係する子音の発音がしやすくなるなど、無駄な力みが減って、言葉の発音が軽くなる手答えも感じています。

このように声が出しやすくなっていることから想像すると、ストレッチオーラルによるお口のストレッチは発声に関する姿勢や呼吸面にも良い影響を及ぼしていくだろうと考えています。

この体験から、Natural Voicesでは生徒さん（30代～70代の方々）のボイストレーニングにストレッチオーラルを取り入れており、皆さんにもメンテナンス前後の写真を撮り比較して頂くのですが、**お顔の皮膚が柔らかくなった印象で、肌の艶が出たり、顎のラインがスッキリされていくなどの嬉しい経過を皆さんと共有できています。**

そして発声面での驚きは、長年、発声時に舌根の力みがある生徒さんの舌の力が抜けてきたことです。それまでは口を開けたときに舌が後ろへ引っ込み、舌根が上がってしまっていたので、歌う時に声の通り道を塞いでしまう状況でしたが、今では舌の力が抜け、自然な位置で歌うことが出来ています。その方のトレーニングではこれまでにいろいろな方法を試していますが、注意する事柄を増やすのではなく、事前のメンテナンスによってお口の中の姿勢に意識を持たずとも良いフォームで歌えることは理想的だと思っています。

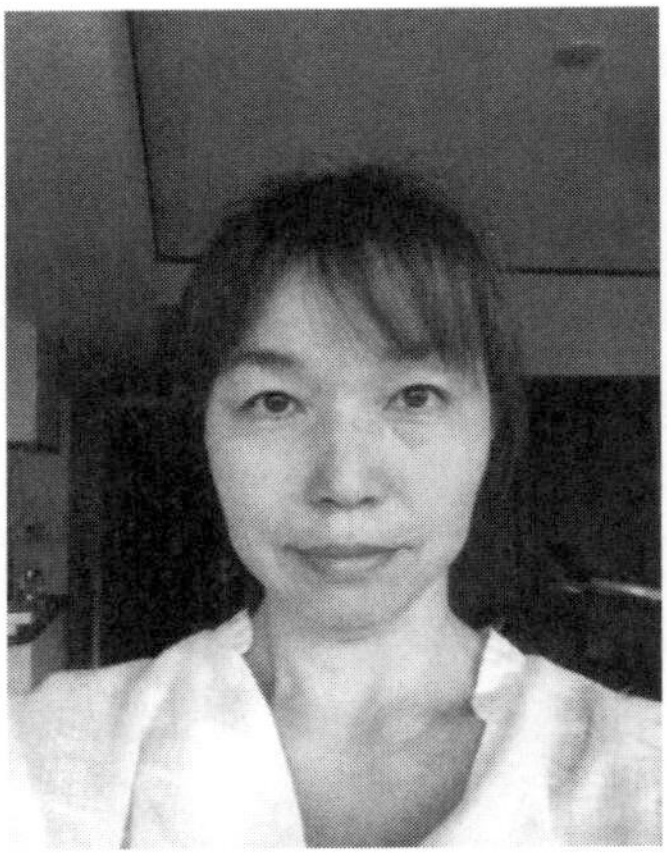

＊お口ストレッチ継続　10日後

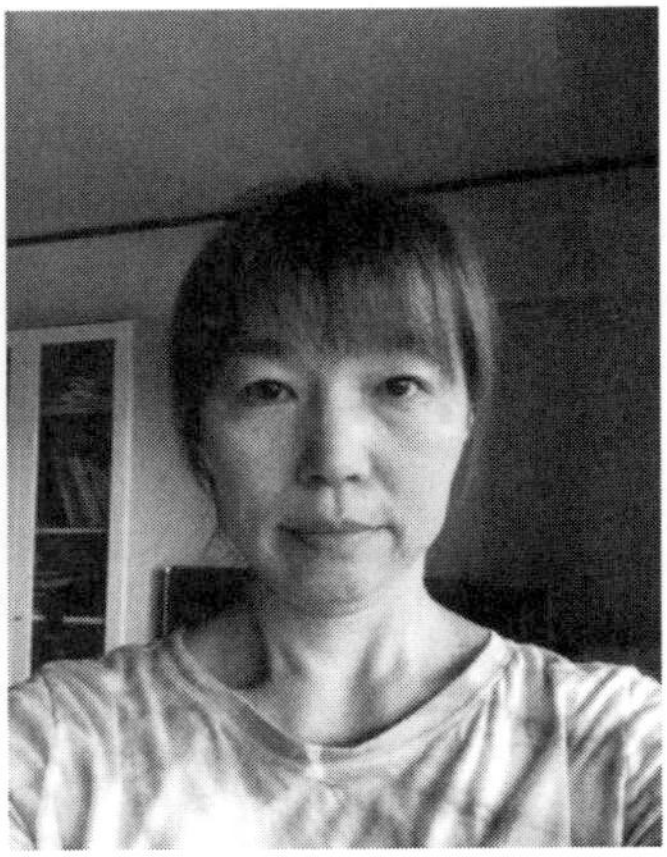

＊お口ストレッチ前

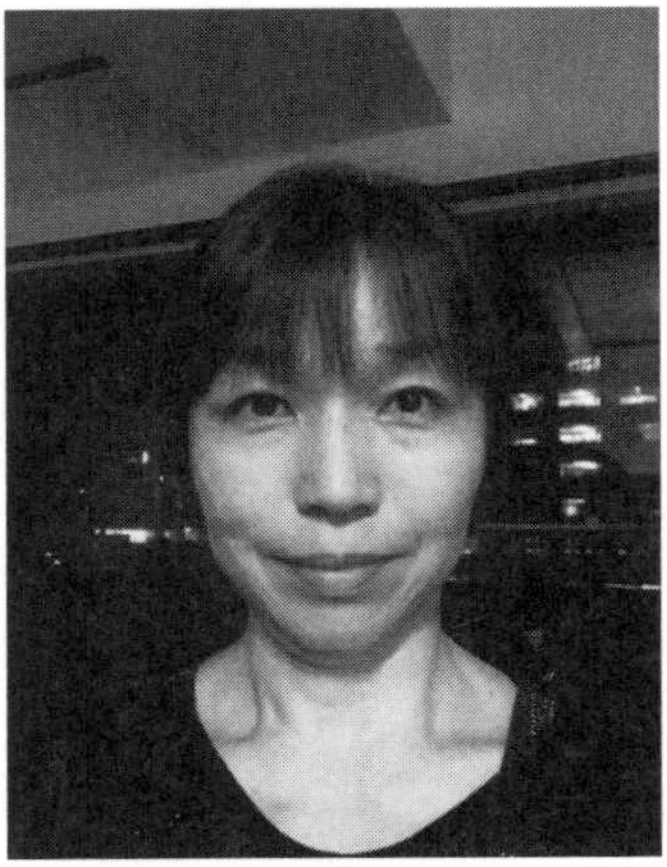

＊お口ストレッチ継続 18 日後
「肌の艶が出て、顎のラインがスッキリしました」

お口ストレッチ　Q＆A

Q：しっかりとお口ストレッチできているか確認する方法はありますか

A：しっかりとお口ストレッチができていたら、口の中が広がる感じがあるはずです。はじめてお口ストレッチをする場合、舌で左右の頬を触って、お口の中が狭くなっている方を確認してみてください。舌の感覚で、狭くなっている、もしくは固くなっている方の頬ストレッチのみを行ってください。右なら右だけ。左なら左だけ。そして、もう一度、舌と頬の距離感を舌で感じてみてください。正しくストレッチできていたら、お口ストレッチした方だけが、お口が広がっている感じ、もしくは、頬が柔らかくなった感じがあるはずです。

Q：お口ストレッチをした後口の中が痛くなります。

A：いろいろな原因が考えられます。

・だ液分泌量が少ない　↓　この場合、お口ストレッチの際、ジェルを指または器具について行うことをおすすめします。

・力が強すぎる　↓　痛いほど力が入ると、交感神経優位の状態になり、かえって筋肉が固くなってしまいます。気持ちの良い程度の力加減の方が効果があります。
・圧をかける方向が間違っている　↓　歯肉側に圧をかけるのではなく、頬側に圧をかける感覚です。歯肉に強い圧がかかると痛みを伴うことがあります。

Q：どれくらいの時間するのが良いですか？

A：1回のストレッチで1分程度
上頬ストレッチ、下頬ストレッチ、舌ストレッチ　それぞれ1分程度です。慣れてくれば、3種類のストレッチを合わせて30秒程度でできるようになります。

Q：ボトックスによる美容処置を受けていますお口ストレッチをしても大丈夫でしょうか。

A：ボトックスによる処置を受けてから、3〜6か月程度期間をあけて下さい。ボトックスとお口ストレッチについての検証はしておりません。お口ストレッチは、筋肉へ圧をかけますので、3−6か月程度期間をあけたほうが安心です。ボトックスに限らず、美容的な処置を受けられた場合は、施術された医師と相談して、指示を受けてください。

Q：ホクロはうすくなりますか？

A：うすくなりません。ホクロの原因は血行不良ではありません。よって、お口ストレッチによってうすくなることはありません。

Q：顔のどのあたりまで美容的効果が期待できますか？

A：頬骨から下の部分です。頬骨周りに、咀嚼筋（咬筋、側頭筋、外側翼突筋、内側翼突筋）が集中しています。頬骨より下顔面にできるシミや顔イボは咀嚼筋の血行不良によるものが多く、お口ストレッチで咀嚼筋の筋肉ポンプが活性化するので効果が期待できます。また、人によっては、眼の位置が上がることがあります。これは頬骨が緊張して眼輪筋が下がっている場合、頬筋が柔軟性を取り戻し眼輪筋が本来あるべき位置に戻るからです。

Q：ほうれい線は目立たなくなるのでしょうか？

A：1〜2週間の継続使用で薄くなると感じる方が多いようです。ほうれい線が目立ってくる原因の一つは、表情筋の血行不良です。お口ストレッチをすることで、筋肉ポンプが動き出し、ほうれい線の改善につながります。まれに、その場でほうれい線がうすくなると感じられる方もいらっしゃいますが、多くの場合、1～2週間の継続使用により、徐々に目立たなく感じる方が多いようです。

Q：口角アップの継続期間は？

A：個人差が非常に大きいです。上下歯着き癖があり、比較的お若い方（10～20代）の方は、1回のお口ストレッチで、1～2週間口角アップを維持される方もいます。数日で目に見える効果は喪失します。毎日の継続ストレッチをおすすめします。

Q：美容効果が出やすいタイプは？

A：かみグセのある方です。お口ストレッチは、使わなくなった表情筋、習癖で緊張をしている咀嚼筋に筋肉ポンプを復活させます。特に、かみしめ癖や上下歯着き癖のある方は、咀嚼筋が緊張し、口の中のボリュームが狭くなっています。即座に口の中のボリュームが広がる感じを時間していただくことができ、その延長線上に美容的効果が期待できます。

（歯科医院での応用）

Q：歯科医院ではどのような患者さんにお勧めしていますか？

A：〝かみグセ〟がある方におすすめしています。

〝かみグセ〟による天然歯や補綴物の破折。インプラントのスクリューの緩みなどがある方にはおすすめしています。また、メインテナンス時に〝かみグセ〟の兆候が見られた方におすすめしています。

兆候は、頬線と、舌についている歯の痕です。

Q：顎関節症にも効果がありますか？

A：効果がある場合とない場合があります。

咀嚼筋の過緊張によっておこる顎関節症いわゆる生活習慣由来の顎関節症である、開口障害、顎関節痛には効果がある場合があります。外傷や大開口後の顎関節症に関しては専門医の診断を仰いでください。

Q：嚥下障害の方にお勧めできますか？

A：口腔ケアができている場合はお勧めしてください。

お口ストレッチによって刺激され出てくるだ液は漿液性でサラサラだ液です。喉頭部にながれると嚥下を誘発してくれます。嚥下障害のあるかたこそお口ストレッチによる刺激だ液分泌は有効です。ただし、口腔ケアができていることが条件です。

Q：訪問診療で応用できますか？

A：ホームケア商品としておすすめしてください。

筋機能訓練にも応用できます。「口腔リハビリ」のオプションとして、ホームケア商品としておすすめしてください。

Q：口臭予防にはいつ行うのが良いですか？

A：起床直後の使用をおすすめします。

口臭の原因となる嫌気性菌は就寝中に爆発的に増殖します。起床直後は口内フローラが口臭原因菌に大きく傾いています。お口ストレッチにより、唾液分泌促進を促すことは口臭予防につながると考えます。

（その他）

Q：ボイストレーニングにも有効ですか？

A：発声しやすくなるはずです。

口の中のボリュームが広がる。だ液分泌量が増える。舌の可動域が増える等により効果があると考えます。実際に、多くのボイストレーナーの方にご使用いただいています。

Q：いびきにも効果があると聞いたのですが・・

A：いびきが小さくなったとの声が多く寄せられています。

いびきの最大の原因が、舌根沈下による気道閉塞です。就寝前にお口ストレッチを行うと、咀嚼筋の過緊張状態から緩和され、ブラキシズムが起こりにくくなります。自然と安静空隙ができ、舌根沈下がおこりにくくなります。同様の理由で、就寝中の無呼吸状態が改善されたとの声も届いています。

Q：よだれが多い方でもできますか？

A：同時に口唇閉鎖機能改善が必要な場合があります。介護の現場で「よだれが多いので減らしたい」と相談を受けることがあります。よだれが多いイコールだ液分泌量が多いと思われがちですが、口唇閉鎖機能の衰えによりよだれがでていることがほとんどです。フレイル予防や口腔リハビリのためにお口ストレッチは有効です。誤嚥性肺炎を心配する声も聞こえますが、出たばかりのだ液は無菌状態です。出ただ液をすぐに誤嚥したからといってすぐに誤嚥性肺炎になることはありません。口腔ケアがしっかりできていればお口ストレッチをしても問題ありません。

Q：舌小帯が突っ張って舌が上に上がらないのですが有効ですか？

A：まずは歯科医院に受診してください

舌小帯が癒着もしくは膠着を起こしている場合は、舌へのアプローチが有効ではない場合もあります。明らかに、舌小帯癒着がある場合は、口腔外科にて小帯切除術をおすすめします。目安は、舌を上にあげた時ハートマークのように、舌尖の真ん中が上がらない場合ですが、なかなか自己判断は難しいので、歯科医院を受診して診断していただくことをおすすめします。

Q：お口ストレッチ禁忌はどのような場合ですか？

A：口腔外科領域手術直後　美容整形手術直後　口腔ケアができていない寝たきり高齢者各手術を受けられた直後の方は、手術後の傷の治癒を阻害する可能性がございますので、担当医に相談してください。また劣悪な口腔内環境でのストレッチは、誤嚥性肺炎を誘発する可能性がございます。

お口の中から甦る生活習慣

起床後すぐに水を飲むという健康習慣を続けている方がいらっしゃるが、歯科医師としてはあまりお勧めできません。口腔内細菌が腸内フローラに影響を及ぼすという研究結果が出ています。起床直後は最も口腔内細菌が増殖している時です。水といっしょに、増殖した口腔内細菌を飲み込んでしまいます。朝起きたら、まずはプラークコントロールです。

（起床時）

・デンタルフロス、歯間ブラシで歯と歯の間にだ液の通り道を付ける
・歯磨き
・舌磨き
・お口ストレッチ

健康のために水を飲むなら、この一連のルーティーンのあとに飲むことをおすすめします。

起床時にお口ストレッチをすることで、だ液分泌が促進される。就寝中に〝かみグセ〟がある方はここで一旦筋肉の過緊張がリセットされる。表情筋の血流も改善され、お肌の調子もよくなるはずです。また、舌ストレッチをすることで、体幹筋、鼻呼吸のスイッチが入り、体全

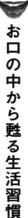

体の活力がみなぎってくる。

（就寝前）

・デンタルフロス、歯間ブラシで歯と歯の間にだ液の通り道を付ける

・歯磨き

・舌磨き

・お口ストレッチ

日中にお口の悪習癖や偏った噛み癖によって、捻じれた口の周りの筋肉をリセットする。舌ストレッチをすることで、アゴ下から安眠を妨害する舌根を引き上げる。1日の最後にだ液を分泌させる。

たったこれだけのことを生活習慣の中のルーティーンとして取り入れるだけで、

・自分の歯が長持ちする

・歯科治療後のトラブルが激減

・口内炎予防

・口臭予防

・顎関節症予防

・いびき予防
・安眠
・口周りのシミ・シワ予防
・2重アゴ解消
・オーラルフレイル予防
などなど

もしかしたら、長年悩まされている、頭痛、肩こり、花粉症からも解放されるかもしれません。数多くの恩恵を受けることができる可能性があります。何より、口の中が広くなり自然と笑顔が広がる。ヒトは首が座る前に〝笑う〟を覚えます。〝笑う〟ことによって、周りから愛されながら、周囲の協力を得て無力でありながら最大の存在になります。〝笑う〟だけで、自分だけでなく周りを幸せにするのです。口の中を広げることは、健康にも、美容にも、幸せをも広がることにつながります。ぜひとも、お口の中から甦る生活習慣をあなたの生活の中に取り入れて下さい。

おわりに

本書の目的は2つあります。1つめは、お口ストレッチを日常生活の習慣として取り入れていただくこと。現在の新しい生活様式は、著しく舌や頬の機能を奪う方向に向かっています。歯科医院に来られる多くの患者さんの口の中もしくは認知行動にその影響は大きく表れています。ヒトは口から衰え、口の中から甦ります。舌や頬が機能を取り戻すには、ご自身で日常生活の中にお口ストレッチを取り入れてもらうことが一番です。多くの方にとってお口の中は未知との遭遇のような感覚のようですが、本書で紹介したお口ストレッチは、やってみればすごく簡単なものばかりです。ぜひ、あなたの日常生活の習慣として取り入れてみてください。

そして、もう一つの目的は、他業種の方にお口の中のポテンシャルをお伝えすることです。例えば、エステティシャンの方が施術前に器具を使ってお口ストレッチを施すことで、施術の効果は違ってくるはずです。スポーツトレーナーが行うと呼吸が変わるはずです。代替医療と言われている分野との相性も抜群のはずです。頬や舌は全身を甦られるスイッチであり、歯科と他業種の方を繋げる懸け橋になります。逆に、他業種の方がお口ストレッチを行うことで、お口の中の可能性も広がり相乗効果を生むはずです。いろいろな職種の方が、舌のように縦横無尽に協力することで、健康寿命や幸せに貢献できる事柄が広がっていくことを望んでいます。

最後までお読みいただきまして誠にありがとうございました。

本書企画の段階から的確なアドバイスを頂きました日本橋出版株式会社　大島拓哉様に深く感謝申し上げます。

株式会社OfficeRENKA・赤井綾美代表、国立モンゴル医科大学客員教授・岡崎好秀先生、LA PRECIOUS代表・岡村乃里恵先生、HAREYAKA整骨院、＋Rebodyトレーニングルーム代表・田畑俊和先生、フリーランス衛生士・西坂洋子先生、エイチ・エムズコレクション・濱田真理子代表、七星スパルタ鍼灸院・平井幸祐先生、ＭＤＥ協会・森光恵会長、吉岡沙樹副会長、水谷茉紀子歯科衛生士、人間構学補綴研究所・山口成隆所長、いつも私に興味深く、貴重な情報を教えていただき、ありがとうございます。

本書執筆に際し、次の皆様より快く情報提供していただきました。中澤桂一郎先生（群馬県沼田市　利根保健生活協同組合・利根歯科診療所）、Blisste Rise 成田美里様、Natural Voices・西川佳甫代表、山下真有美先生（神戸市東灘区歯科りりあ堂）、吉田渉先生（鳥取県鳥取市　医療法人社団吉田歯科医院）、福留博文代表（鹿児島県　有限会社アジャスト）本当にありがとうございます。

そして、本書を手に取ってご覧いただいた読者の皆様に心から感謝いたします。

《参考にさせていただきました（敬称略）》
岡崎好秀「謎解き唾液学」（月間『歯科衛生士』）
岡崎好秀「ふしぎ・ふしぎ噛むことと健康　パートⅠ　パートⅡ　パートⅢ（デンタルエコー）
菊谷武著「チェアサイド　オーラルフレイルの診かた」（医歯薬出版株式会社）
齋藤博・木野孔司「１００歳まで自分の歯を残す４つの方法」（講談社）
西日本新聞ブックレット「命の入り口心の出口」（西日本新聞社）
花田信弘「毒だし　舌みがき」（河出書房新社）
馬場悠男「『顔』の進化　あなたの顔はどこからきたのか」（ブルーバックス）
吉田涉「お口の取扱説明書─安静空隙（１）～（１２）（季刊　歯科医療）
山口創「皮膚はいつもあなたを守っている」（草思社）

＊頬ストレッチの仕方　動画

動画では、

・上頬ストレッチ⇒ほうれい線へのアプローチ、口角のリフトアップ

・下頬ストレッチ⇒唾液腺へのアプローチと表現しています。

＊舌ストレッチの仕方　動画

▶著者プロフィール

歯科医　森昭

医）光歯会理事長　森歯科クリニック（京都府舞鶴市）。人口８万人の同市にて総世帯数の２５％がクライアントという人気歯科医。予防歯科、予防医学を重点的にとらえ、唾液やオーラルケアの大切さを全国に発信している。ベストセラー『歯はみがいてはいけない』（講談社＋α新書）『体の不調は「唾液」を増やして解消する』（ＰＨＰ）『脳卒中で死にたくなければアゴを押しなさい』（マガジンハウス）など、口腔ケアに関する著書多数。数多くの情報番組テレビでお口の健康の大切さを啓発。

オーラルコンディショニング協会　会長

https://www.oca-a.com/

＊オーラルコンディションイニング協会

口の中から甦れ！

2021年10月26日　第1刷発行

著　者――森昭
発　行――日本橋出版
〒103-0023　東京都中央区日本橋本町 2-3-15
https://nihonbashi-pub.co.jp/
電話／03-6273-2638
発　売――星雲社（共同出版社・流通責任出版社）
〒112-0005　東京都文京区水道 1-3-30
電話／03-3868-3275
印　刷――モリモト印刷

ISBN 978-4-434-29336-8